U0200732

白话肺癌

任华 肖博 著

科学技术文献出版社
SCIENTIFIC AND TECHNICAL DOCUMENTATION PRESS
·北京·

图书在版编目（CIP）数据

白话肺癌 / 任华, 肖博著. —北京：科学技术文献出版社，2018.3
（2021.2重印）

ISBN 978-7-5189-3775-2

Ⅰ.①白… Ⅱ.①任… ②肖… Ⅲ.①肺癌—防治 Ⅳ.① R734.2

中国版本图书馆 CIP 数据核字（2018）第 010084 号

白话肺癌

策划编辑：王黛君　责任编辑：张凤娇　责任校对：张吲哚　责任出版：张志平

出　版　者	科学技术文献出版社	
地　　　址	北京市复兴路15号　邮编　100038	
编　务　部	（010）58882938，58882087（传真）	
发　行　部	（010）58882868，58882870（传真）	
邮　购　部	（010）58882873	
官 方 网 址	www.stdp.com.cn	
发　行　者	科学技术文献出版社发行　全国各地新华书店经销	
印　刷　者	北京虎彩文化传播有限公司	
版　　　次	2018 年 3 月第 1 版　2021 年 2 月第 4 次印刷	
开　　　本	787×1092　1/32	
字　　　数	75千	
印　　　张	4.75	
书　　　号	ISBN 978-7-5189-3775-2	
定　　　价	39.80元	

B 前 言
ai hua fei ai

近年来，随着我国的工业化持续发展、大片地区愈发严重的空气污染、医学检查的不断普及，肺癌发病率长期呈现迅猛上升趋势，早已跃居恶性肿瘤之首。

笔者在工作中遇到的患者及家属，以及生活中的新老朋友，经常会对"肺癌"表现出不同程度的好奇与关注。大家的关注点往往大同小异，都是集中在"抽烟和肺癌有没有关系""雾霾和肺癌有没有关系""肺癌到底该不该做手术""肺癌做了手术能活多久"，等等。此类问题，笔者面对面地向患者、朋友解释了千万遍，听者听懂以后，对肺癌有了理性和全面的认识，有利于更好地防治肺癌，在诊疗过程中也能够更好地与医生配合。

基于以上亲身经历，笔者认为：随着广大群众受教育程度越来

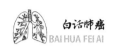
越高、学习思考能力显著加强、对自身健康更加关心爱护，大家对医学诊疗相关知识的需求表现得愈发迫切。而这个"迫切需求"，恰恰与目前能够让广大群众获得专业、客观、靠谱的医学诊疗知识的渠道"极度匮乏"形成鲜明对比。大家有问题，想知道，去哪里找答案呢？上网百度？微信朋友圈？实际情况是网上的文章鱼龙混杂、泥沙俱下，有的以偏概全、有的商业目的性太强、有的甚至完全与科学相左，普通读者难以区分，极其容易被误导。我们在临床中时常能遇到此类患者，在网上看到了错误的科普，当面向我们寻求解答。我们总会告诉他们，少看、不看网上的科普文章，因为没有出版单位、没有作者署名、数据引用没有出处，如果真想寻找答案，可以多去书店看书，看靠谱的人写的书。这时，患者往往会无奈地表示：书店里卖的医学专业书籍看不懂，只有网上这些浅显一些的才能看懂。每每言及于此，笔者都唏嘘不已。

　　此次恰逢科学技术文献出版社面向大众推出这一系列常见病的科普丛书，笔者认为这是一次非常好的机会，把日常遇到的，大家关于肺癌最常见的一些问题，用清楚的条理、恰当的深度、通俗的表述，以书面文字的形式介绍给大家。

　　笔者最大的初衷，同时也是写作过程中的准绳，就是要让读者们能够像看微信朋友圈里的文章一样，毫不费力地看懂我们这本书，从中获取专业、靠谱、不忽悠的一手医学知识。如果这些该普及的医学知识能够尽可能地普及，广大群众面对肺癌就能够"料敌于先"，把主动权牢牢抓在自己手中，相信我们一定能在与病魔的搏斗中占得先机、披荆斩棘。

目 录
Bai hua fei ai

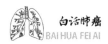

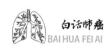

直面肺癌，谈癌不色变

了解肺癌，从名字开始

肺癌，顾名思义，就是长在肺部的癌症。在生活中，百姓口中所谓的"癌"，通常泛指所有恶性肿瘤，而在肿瘤学中，"癌"并不指代所有恶性肿瘤，它只是恶性肿瘤中的一种。"癌"的严格定义是：上皮细胞来源的恶性肿瘤，称为"癌"（carcinoma），如果是间叶组织来源的，则称为"肉瘤"（sarcoma），另外还有其他一些特殊的恶性肿瘤，如胚胎性肿瘤、血液系统肿瘤等等。

然后，我们进一步讲，什么是"肿瘤"。我们先讲"肿瘤"的发生过程（如图 1），首先，机体正常细胞基因突变，产生不正常的不受机体正常调控的肿瘤细胞，这个肿瘤细胞不遵守组织秩序，完全按照自己的本能去分裂、增殖，

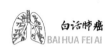

也就是1变2，2变4……如此发展成一个大瘤子（实体瘤），对机体正常组织、器官产生侵犯、损害，这就是肿瘤的发病过程。

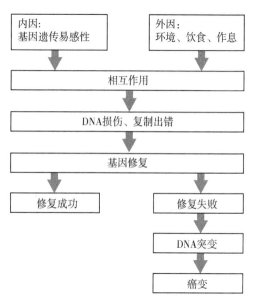

图1 肿瘤发生机制模式图

我们按照肿瘤的形态，将其分为实体瘤、非实体瘤。我们常见的肺癌、肝癌、肾癌，等等，均属于实体瘤；而血液系统肿瘤，也就是由造血细胞突变产生的肿瘤，不表现为肉眼可见的大瘤子，而是表现为各类血细胞的数量异常，故称为非实体瘤。通常我们在讨论肿瘤的分类、特性时，主要都是指实体瘤，因为非实体瘤（血液系统肿瘤）所含范围较小，与实体瘤在诊治过程中差异较大，所以不放在一起讨论。

我们按照肿瘤的生理特性、进展速度、对机体的损害程度，又将其分为良性、恶性。良性肿瘤（实体瘤）通常包膜完整，生长缓慢，局部无明显浸润性生长，不会随淋巴、血液发生转移；恶性肿瘤（实体瘤）则通常无明显包膜，瘤体与周围组织分界不清，呈浸润性生长并且生长速度较快（数月左右体积即可增大 1 倍），容易随淋巴、血液发生转移；另外，一些自身特性介于良恶性之间的肿瘤称为交界性肿瘤，具有低度恶性，治疗策略应以手术切除为主。

最后，简单概括一下，肿瘤分为良性肿瘤、恶性肿瘤、交界性肿瘤。恶性肿瘤再分为"癌""肉瘤"，以及其他一些特殊恶性肿瘤。

对于肺癌，按照来源分为原发性肺癌和转移性肺癌，原发性肺癌是由肺组织正常细胞发生癌变而来，转移性肺癌则是由肺外其他器官发生的恶性肿瘤细胞转移至肺内生长而来。原发性肺癌主要来源于各级支气管黏膜上皮细胞，病理类型主要包括鳞癌、腺癌、大细胞癌、小细胞癌；另外少部

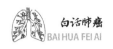

分肺癌来源于支气管黏膜腺体细胞，即类癌。临床中通常因肿瘤自身特性以及相应的治疗策略不同，将常见的除小细胞肺癌以外的肺癌（主要指鳞癌、腺癌、大细胞癌）归为"非小细胞肺癌"，早期治疗策略以外科根治性手术为首选方案，而中期以手术治疗联合化疗为首选，晚期则以全身治疗为主；而小细胞肺癌因为其早期容易发生转移，临床治疗则以全身性化疗＋全脑放疗为首选方案。

看数据，肺癌有点可怕

随着工业化的不断发展，我国的肺癌发病率（"发病率"指某地区某段时间内新诊断该疾病的人数占总人口的比例，而不是该地区累计所有患病人数占总人口的比例）近年来迅速增长。2012 年的统计数据显示，我国肺癌全年新发病例约 70.48 万，发病率约为 52.06/10 万，已经跃居各类恶性肿瘤之首。其中男性肺癌发病率为 67.71/10 万，女性则为 41.32/10 万；城市人群肺癌发病率为 53.13/10 万，乡村发病率为 50.86/10 万，以上各组肺癌发病率均为该组各类恶性肿瘤发病率之首。相比于 2002 年的统计数据，肺癌发病率及各组的发病率均呈翻倍态势，如图 2 所示（纵坐标单位为 1/10 万）。

目前，普遍认为肺癌发病存在以下特征：工业发达国家高于发展中国家，城市高于乡村，男性高于女性，吸烟人群高于非吸烟人群（有研究表明长期每日吸烟超过 20 支以上者死于肺癌的相对危险度是非吸烟者的 10 倍）。

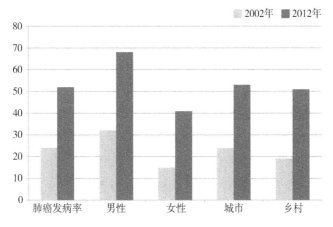

图 2　肺癌发病率对比表

另外，国家卫计委的统计数据显示，近年来我国的肺癌发病率每年平均增长为 26.9%，每 10 到 15 年肺癌患者的总人数增加 1 倍。我国第三次居民死亡原因调查结果显示：肺癌死亡率在过去 30 年间上升超过 4 倍，已经取代肝癌成为中国致死率最高的恶性肿瘤。

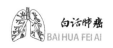

关于肺癌的发病年龄分布情况，概括地说，在我国，40 岁以下人群，患肺癌风险极低；在 40～55 岁阶段，肺癌风险逐渐升高，逐渐超过总人群的平均水平；到了 55 岁以后，患病风险则随年龄增加而大幅增高，达到人群平均水平的数倍，属于高危年龄段。

以下我们来看具体数据：参照 2011 年统计数据，我国当年的肺癌总发病率约为 48.32/10 万。如图 3 所示，把人群以每 5 岁分为一组，在 0～15 岁年龄段，每组的肺癌发病率均低于 0.1/10 万。在 15～25 岁年龄段，每组的肺癌发病率均低于 1/10 万。在 25～40 岁年龄段，每组的肺癌发病率均低于 6/10 万。到了 40～45 岁年龄段，肺癌发病率上升至 13.98/10 万。而到了 45～50 岁年龄段，肺癌发病率进一步升至 30.08/10 万，这已经有所接近总人群的肺癌发病率。而到了 50～55 岁年龄段，肺癌的发病率到达 54.44/10 万，"轻松跃过"全年龄人群的平均水平。在 55 岁以后，肺癌发病率随年龄增长呈倍数增高，在 75～85 岁达到高峰，为人群平均水平的 7～8 倍。在 85 岁以后稍有所下降，但仍高达 298.38/10 万。

图 3 中纵坐标单位为 1/10 万，并且将男性、女性、城市、乡村人群的肺癌发病率同样按年龄段分组一并列出，可见各分组的发病率趋势与总人群的分布大致相同，

都是在 40 ～ 50 岁年龄段逐渐升高并接近平均发病率，在 50 ～ 55 岁年龄段超过全年龄人群的平均水平，在 55 ～ 85 岁年龄段发病率迅速升高，而在 85 岁以后稍有回落。

所以，建议广大读者应于 40 ～ 45 岁开始增强警惕，推荐每年行低剂量胸部 CT 进行肺癌筛查（胸部 X 线因分辨率低、照射角度存在盲点，易漏诊）。

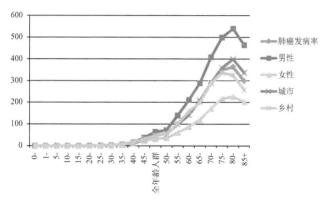

图 3　2011 年中国各年龄段肺癌发病率分布图

肺癌是个大家族

肺癌按照不同方面，主要有以下几种分类方法。

1. 按原发病灶来源：分为原发性肺癌、转移性肺癌

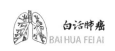
（也称继发性肺癌）。"原发性肺癌"指来源于肺部支气管黏膜或肺泡细胞的恶性肿瘤，也就是我们通常所指的肺癌，而"转移性肺癌"指身体其他器官出现恶性肿瘤（如肝癌、结直肠癌、肾癌，等等），经血行转移至肺部，在肺部生长，出现"转移性肺癌"。本书中我们所说的肺癌，主要指"原发性肺癌"，后面我们将从各个方面进行详细介绍，故此处我们着重对转移性肺癌稍作介绍。

肺是全身恶性肿瘤最常见的转移部位，身体其他器官的恶性肿瘤在发生、发展过程中约有 30% 会出现肺转移，但需要强调的是，出现了肺转移的患者，虽然通常在其原发恶性肿瘤的分期中已属晚期，但并不意味着就完全失去了手术机会。如果患者的原发恶性肿瘤可以有效控制，肺内的转移癌（无论孤立或多发、单侧或双侧）可以完全切除，而且肺外没有其他转移灶，那么该患者就仍然存在手术机会。进而再评估他的身体状况：是否能够耐受开胸手术，术后是否有足够的肺功能保证生活质量。如果符合以上手术标准，那么手术治疗后的 5 年生存率可以达到 1/3 左右。对于不符合手术标准的患者，则只能行姑息性放、化疗，此时手术仅作为取得病灶组织进行活检及其他研究的手段，或减轻瘤负荷的姑息性治疗方法。

2. 按病变位置：分为中心型肺癌、周围型肺癌。起源于主支气管或肺叶支气管，瘤体位于肺门附近的肺癌，称为中心型肺癌；起源于细支气管或更下级支气管的肺癌，位置距肺门较远而距肺边缘较近的，称为周围型肺癌。如图 4 所示，各级支气管似枝杈状生长，主气管由颈部进入胸腔、分为左、右主支气管，在肺门再分为各肺叶支气管，再向远端分出更细的肺段支气管以及更下级的细支气管，主气管分为左、右主支气管的分叉处称为隆突，两侧主支气管进入相应肺组织的区域称为左、右肺门，维持肺部血液循环的肺动脉、肺静脉均与该侧主支气管伴行，同由肺门处进出肺组织。

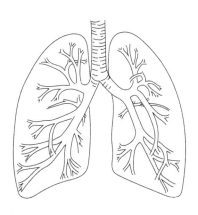

图 4　各级支气管解剖结构示意图

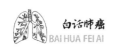
在肿瘤的发生、发展过程中，因为中心型肺癌比周围型肺癌更容易对肺门处的主支气管、肺动、静脉等重要结构产生刺激、压迫、堵塞、侵犯，所以：

（1）中心型肺癌患者更容易出现刺激性干咳、阻塞性肺炎、胸闷憋气、咯血等症状。

（2）对于病灶位于肺门附近，疑似中心型肺癌的患者，支气管镜检查具有重要意义。对于尚未出现远处转移、能够耐受手术的患者，需行支气管镜检查明确肺叶支气管有无受侵，是否能够手术切除；对于已经出现远处转移、需要全身化疗的患者，支气管镜则是取得病灶组织进行病理活检的重要手段。此处做一点说明：支气管镜检查类似于胃镜，检查时将可弯曲的支气管镜由鼻孔置入，经声门进入主气管，再向内可进入双侧主支气管、肺叶支气管，最深仅能看到肺段支气管的开口处，而无法进入更下级更细的支气管结构，所以对于病灶没有侵犯肺门的周围型肺癌患者，支气管镜一般不能看到病灶，但此时行支气管镜检查仍然具有一定意义：证实近端支气管是否受累，为这类患者的手术提供依据。此类患者如果需要取得病灶组织，可行局麻下 CT 引导经皮肺穿刺。操作时，通常选择体表距瘤体最近的部位为穿刺点，穿刺针经皮肤进入胸腔，对肺内肿瘤穿刺。

（3）中心型肺癌在手术治疗时的难度和风险都相对较高。

3. 按病理类型：主要分为鳞癌、腺癌、大细胞癌、小细胞癌，这在前文中已经稍有叙述。鳞癌又根据显微镜下癌巢的多少，及癌细胞的分化程度分为高、中、低分化鳞癌；腺癌分为腺泡样、腺管样、黏液形成的实体癌，另外，对原位腺癌 AIS 和微浸润腺癌 MIA 还专门制定了诊断标准，明确不同亚型的预后与浸润性腺癌中实性和微小乳头状改变有关；大细胞癌又分为透明细胞和巨大细胞癌。我们通常对小细胞癌"特殊对待"，因为其早期极易发生脑转移和其他部位的转移，故一经诊断，即以全身化疗为首要治疗方式，后续可适当辅以全脑预防性放疗和局部放疗，仅对很早期的病例才考虑手术治疗。因此，我们把除小细胞肺癌以外的其他三大类肺癌统称为"非小细胞肺癌"，早期以根治性手术切除为首选治疗方案，中期则以手术加全身治疗为主，晚期以全身治疗为主。

肺癌早期还是晚期，TNM 说了算

要解释什么是早期肺癌、什么是晚期肺癌，就要先说清肺癌如何分期。所谓分期，也就是界定肺癌发生、发展

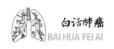
过程中的不同阶段，把适合采用相同的治疗方案、预后水平类似的病情阶段，归为同一分期。所以，临床工作中，对于新发的疑似肺癌病例，我们要先评估其临床分期，再以此为依据制定治疗方案。目前对于原发性肺癌，国际通用的是 TNM 分期系统，简单地说，"T"分期描述的是肿瘤原发灶的大小、侵犯范围；"N"分期描述的是肿瘤淋巴结转移的范围；"M"分期则是指肿瘤是否出现远处器官转移。临床以此三个维度为依据综合得到一个 TNM 分期。

肺癌 TNM 分期共分 4 期，通常将 TNM I 期、II 期定义为早期，此分期的诊断标准为：肿瘤未出现远处转移，未侵犯胸膜（肺组织表面被覆的一层包膜，以及胸腔内侧壁表面的一层包膜，分别称为脏层胸膜、壁层胸膜），无淋巴结转移或淋巴结转移仅局限在同侧肺门而未侵及纵隔，原发病灶未侵及纵隔、心脏、主气管、隆突、大血管、喉返神经、椎体、食管、不同肺叶，满足以上所有要求，即为早期肺癌，治疗方案首选根治性切除手术，预后较好，术后 5 年生存率约为 40%～60%。我们通常将 TNM IV 期定义为晚期，诊断标准为肿瘤已出现远处转移，包括胸膜（肿瘤侵犯胸膜时常出现血性胸腔积液）、远处淋巴结（如颈部、腹腔内以及更远）、其他器官（常见的包括肝、骨、颅内，等等），此时患者的治疗方案以姑息性全身治疗为主，采用化疗或靶向治疗，仅在特殊情况下，为解除局部压迫症状、减轻瘤负荷可考虑姑息性手术。另外，有单个远处转移的原发性肺癌患者（如单个脑转移），可以在全身治疗的保护下，进行肺内原发病灶和单个转移灶的切除。而介于早期和晚期之间的 TNM Ⅲ期，则指肺癌尚未出现远处转移，但肿瘤已局部侵犯纵隔、心脏、食管等周围重要组织，或出现纵隔、对侧肺门淋巴结转移。此类情况，手术难度较大，风险较大，效果难以预测，整体预后远不如早期患者，5 年生存率为 10% ～ 20%。目前对于临床分期 TNM Ⅲ a 的肺癌，也就是肿瘤在某一个肺叶，并有淋巴结转移，而淋巴结转移局限在同侧肺门、同侧纵隔，大部分胸外科医生认为还是可以手术的，患者可以从手术中获益，而淋巴结转移是否在病灶同侧的判断，一般需要 PET（positron emission tomography，PET）－CT。对于淋巴结转移已经到对侧肺门或纵隔，也就是 TNM Ⅲ b 期的患者，则认为手术本身不能够彻底清除淋巴结，所以不适合手术治疗，应以全身治疗为主。故此类 TNM Ⅲ期的患者的治疗方案，是否适合手术治疗，是业界争论的问题，需视具体病例情况而定。

此处还需说明一点，TNM 分期在实际工作中又分为临床 TNM 分期和病理 TNM 分期。临床 TNM 分期指的

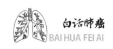

是依据术前检查结果（主要是影像学检查，有时可有支气管镜、肺穿刺、浅表淋巴结活检），临床医师做出的分期判断，此时主要可以大致判断肿瘤局部是否侵犯周围重要结构（T 分期），以及是否已经出现远处转移（M 分期），这也就相当于，大体上判断是否存在手术机会。而对于局部的淋巴结转移情况，也就是 N 分期的判断，并不能十分准确，因为影像学上提示的肿大淋巴结有可能只是炎性增生，并不一定都是肿瘤转移灶，还有一些较小的淋巴结转移灶在术前的影像学检查中并未显影。而病理 TNM 分期是在手术切除肿瘤及清扫周围淋巴结后，以术后病理报告为依据，得到的最终分期诊断，此诊断中对于周围淋巴结是否存在转移，要比术前的临床分期更加准确。但术后的病理分期仍然不能做到绝对准确，有研究表明，就目前的病理科工作流程和方法所限，术后淋巴结病理报告仍存在一定的假阴性结果，比例约为 30%，也就是说一个淋巴结标本中存在微小的肿瘤转移，病理切片、阅片时有可能将其漏掉，报告中将其定为无肿瘤转移，这也就意味着，即使是术后的病理分期，仍有一部分病例的 TNM 分期被低估了，故临床中，对发病时间较长、肿瘤体积较大、侵犯范围较大的病例，术后辅助治疗应更加积极，以期获得更好的预后。

以下是 TNM 分期系统的详细说明，有兴趣的读者可以参考。

T– 原发肿瘤

Tx：原发灶侵犯情况尚不明确。

Tis：原位癌。

Tia：微浸润腺癌。

T0：未见明显肿瘤病灶。

T1：肿瘤最大直径 ≤ 3cm。

T2：3cm < 肿瘤最大径 ≤ 5cm；侵犯主支气管（侵犯限于支气管壁时，虽可能侵犯主支气管，仍为 T1），但未侵及隆突；侵及脏胸膜；部分或全肺有阻塞性肺炎或肺不张。

T3：5cm < 肿瘤最大径 ≤ 7cm；任何大小肿瘤侵犯以下任一组织：胸壁、膈神经、心包；原发灶所在肺叶内出现单个或多个转移结节。

T4：肿瘤最大径 > 7cm；侵袭以下任一组织：纵隔、心脏、大血管、隆突、喉返神经、主气管、食管、椎体、膈肌；原发灶同侧不同肺叶内孤立转移癌结节。

N– 肺癌淋巴结转移

Nx：因患者自身条件或医疗设备条件所限而无法评估。

N0：无淋巴结转移。

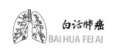

N1：同侧支气管周围和／或同侧肺门淋巴结以及肺内淋巴结有转移。

N2：同侧纵隔内和／或隆突下淋巴结转移。

N3：对侧纵隔、对侧肺门、同侧或对侧前斜角肌及锁骨上淋巴结转移。

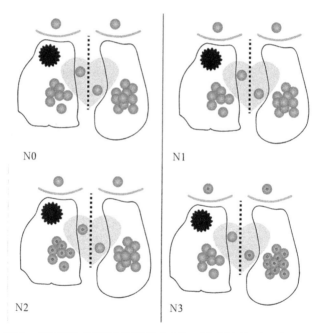

图 5　黑色放射状圆形为疑似肺癌瘤体，圆形为局部淋巴结，圆形带有黑点表示已有癌细胞转移

M- 远处转移

Mx：因患者自身条件或医疗设备条件所限而无法判断。

M0：无远处转移；

M1：有远处转移。当有远处转移，即 M1 时，无论 T、N 如何均为 IV 期。

表 1　肺癌 TNM 分期参考第八版肺癌 TNM 分期（2017 年 1 月执行）

M0	亚组	N0	N1	N2	N3
T1	Tia（mis）	Ⅰa1			
	T1a ≤ 1cm	Ⅰa1	Ⅱb	Ⅲa	Ⅲb
	1cm < T1b ≤ 2cm	Ⅰa2	Ⅱb	Ⅲa	Ⅲb
	2cm < T1c ≤ 3cm	Ⅰa3	Ⅱb	Ⅲa	Ⅲb
T2	3cm < T2a ≤ 4cm	Ⅰb	Ⅱb	Ⅲa	Ⅲb
	4cm < T2b ≤ 5cm	Ⅱa	Ⅱb	Ⅲa	Ⅲb
T3	5cm < T3 ≤ 7cm	Ⅱb	Ⅲa	Ⅲb	Ⅲc
T4	7cm < T4	Ⅲa	Ⅲa	Ⅲb	Ⅲc
M1	M1a	Ⅳa	Ⅳa	Ⅳa	Ⅳa
	M1b	Ⅳa	Ⅳa	Ⅳa	Ⅳa
	M1c	Ⅳb	Ⅳb	Ⅳb	Ⅳb

小细胞肺癌，最不招人喜欢

小细胞癌是原发性肺癌的一个病理学类型，常具有神经内分泌功能，故在病情发展过程中，除常见的肺部症状（如咳嗽、咯血、胸闷等）外，可伴发其他全身性症状，如内分泌紊乱的骨关节病、库欣综合征、低血糖、电解质

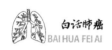
紊乱、男性乳腺增生、肌无力综合征，等等。临床中如发现肺部占位性病变合并此类内分泌相关的全身性症状，则高度可疑小细胞肺癌。病理学最终诊断小细胞肺癌主要依靠免疫组化判断细胞的内分泌功能（烯醇化酶染色阳性）、较多的核分裂相以及特异性的细胞形态（细胞呈卵圆形或纺锤形，细胞较小，细胞质很少，常无核仁，形似燕麦，故也称"燕麦细胞癌"）。小细胞癌通常发病年龄相对较轻，多起源于主支气管或肺叶支气管，多为中心型肺癌，其恶性程度往往较高，生长快，肿瘤体积倍增时间平均约为1个月，较早出现淋巴、血行转移，肿瘤对化疗比较敏感，但随后会出现耐药，远期预后在各类肺癌中最差。

因为以上特点，临床中将小细胞癌特殊对待，与非小细胞肺癌（主要指鳞癌、腺癌、大细胞癌）不同，小细胞癌的治疗以全身化疗为基础，可辅以局部放疗，仅在TNM Ⅰ期、Ⅱa期时，适合以手术治疗代替胸部放疗，术后规律化疗，此类患者预后较好，80%患者无瘤生存期可达30个月，5年生存率超过30%。但此处需注意，临床工作中，术前是很难准确判断TNM分期的，尤其是N分期，也就是局部淋巴结转移情况。即使是在术后的病理分期中，淋巴结的转移情况也有可能被低估。在这种情况下，术前判断疑似小细胞癌的患者是否适合手术治疗，也就是 TNM 分期是否处于 TNM Ⅰ 期、Ⅱa 期，是非常困难的，所以对于疑似小细胞癌的患者，虽然早期手术预后较好，但在做出决策时需要慎之又慎。好在我们现在有 PET-CT 检查，可以在术前对患者的 N 分期进行初步评估，通过 PET-CT，我们可以大致了解患者的肺部病变是否局限，是否存在其他器官的远处转移，是否有肺门淋巴结（包括同侧和对侧）的转移，从而来判断肿瘤的临床分期，这要比传统的普通 CT 更加准确一些，可帮助指导临床治疗方案的选择。

特别要注意的是，有一部分肺小细胞癌经过积极充分的治疗，病灶中残留的肿瘤细胞有可能出现转化，变为其他病理类型，此时如果出现针对肺小细胞癌的化疗效果不佳，建议重新活检，重新确定癌细胞类型，再选择合适的化疗药物。

非小细胞肺癌中还有三类

非小细胞肺癌的概念是相对于小细胞肺癌而来，在常见的四种肺癌：鳞癌、腺癌、小细胞癌、大细胞癌中，小细胞癌最为特殊（前文已述），所以将其单划作一类，而将其余三种：鳞癌、腺癌、大细胞癌统称为"非小细胞肺

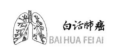

癌"。此处注意,"大细胞癌"并不是与"小"细胞癌相对而言的,它只是在显微镜下,细胞个体比较大,分为透明细胞和巨大细胞,是"非小细胞肺癌"中的一种。总体来说,非小细胞肺癌最大的共性是,不像小细胞肺癌过早地出现转移,所以治疗方式以根治性手术为首选方案,早期发现、尚存手术机会的患者应尽可能选择手术治疗。

但要注意的是,目前我国现状,非小细胞肺癌患者在发现诊断时,约80%已经处于晚期,已经失去手术机会,只能采用全身治疗为主,可见如何能够让更多的患者有机会早诊断、早治疗,我们仍然任重而道远。以下分别介绍这三种非小细胞肺癌各自的特点。

1. 鳞癌:全称"鳞状细胞癌",发病年龄大多在50岁以上,男性居多。大多数鳞癌起源于主支气管或肺叶支气管,故常为中心型肺癌。正常支气管黏膜中并没有鳞状上皮细胞,故鳞癌均为正常黏膜细胞先化生为鳞状上皮细胞,再出现不典型增生,进而癌变产生。鳞状上皮不典型增生被认为是鳞癌的癌前病变,在痰涂片、支气管肺泡灌洗液或支气管刷片等细胞学检查中可以被早期发现。鳞癌生长较小细胞癌缓慢,肿瘤体积倍增时间平均约为3个月,在瘤体较大时内部可出现坏死性空洞。鳞癌对放疗、化疗均较为敏感,通常先出现淋巴结转移,发生血行转移较晚。值得注意的是，肺鳞癌的发病目前已经证实与吸烟有关，敬请广大读者重视、注意。

2.腺癌：腺癌起源于支气管黏膜中黏液细胞和肺泡Ⅱ型细胞或 Clara 细胞，通常为周围型肺癌，少数为中心型，不典型腺瘤样增生被认为是腺癌的癌前病变。腺癌的发病年龄比鳞癌稍早，女性多见，与吸烟史无明显相关性。腺癌通常生长相对缓慢，肿瘤体积倍增时间平均约为 6 个月，淋巴结转移发生较晚，但有时在早期即出现血行转移。按局部侵犯情况，腺癌分为：原位腺癌、微浸润腺癌、浸润性腺癌。前面两种均为腺癌的很早期阶段，无明显症状，通常仅在体检时发现，临床常见的已有进展的腺癌即为第三种——浸润型腺癌。下面为大家详细介绍一下：

（1）原位腺癌，旧称为"细支气管肺泡癌"，此类腺癌虽为恶性，但仍保有正常肺泡的组织结构，恶性程度很低，手术切除后基本可认为治愈。

（2）微浸润腺癌，此类肿瘤在 CT 上通常表现为阴影直径不超过 3cm，内部实性浸润性核心直径不超过 5mm 的磨玻璃影（GGO, ground glass opacity），此类肺癌早期切除后疗效很好，术后 5 年无病生存率仍接近 100%。

（3）浸润性腺癌，CT 上可见肿瘤内部的浸润性部分直径已超过 5 mm，若继续进展，多表现为圆形或椭圆形

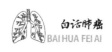

分叶状肿块，细胞排列可呈滤泡状、乳头状、微乳头状，等等。

3. 大细胞癌：大细胞癌在临床上较为罕见，只占全部收治肺癌病例的 1% 左右。约半数起源于主支气管或肺叶支气管，细胞大，胞质丰富，核仁明显，因而得名。大细胞癌通常分化程度较低，恶性程度高，可表现为鳞状细胞或腺样增生，有时分化程度太低甚至于难以依照细胞形态将其分类。有少部分大细胞癌细胞具有神经内分泌功能，此类大细胞癌预后与小细胞癌相近。此外，还有基底细胞样癌、透明细胞癌、横纹肌表型大细胞癌等其他亚型。总体来说，大细胞癌预后明显差于鳞癌、腺癌。

症状与严重程度不匹配

首先，我们必须说清什么叫"严重"，这要分成两方面说：一方面是眼前的"表现"；另一方面是远期的"预后"。

眼前的"表现"，是指患者当前的症状、体征，等等，这些眼前可见可感知的情况。这类"严重"比较显而易见，主要包括一些因瘤体侵犯、压迫周围正常组织结构而引起的严重症状，比如出现咳大量脓痰、高热、频繁咳鲜血、明显的胸闷憋气、顽固性胸痛、进食梗阻、声嘶、饮水呛咳、颜面或一侧上肢水肿、大量血性胸腔积液，以及肿瘤远处转移至其他器官而引起的相关症状，等等。因为患者出现症状往往比肿瘤进展有一定滞后，所以若患者已经出现这些"严重表现"，则往往提示患者的实际病情确实比较严重；而"表现"较轻微甚至暂时无明显症状的患者，并不一定病情就不"严重"，比如肿瘤很早就已经出现了远处转移的患者，原发病灶和转移病灶都比较小，都尚未出现局部症状，但其实已属晚期。所以，患者的"表现"并不能完全反映病情的真实"严重"程度，如何客观地评估肺癌病情是否"严重"，这就要从"预后"说起了。

远期"预后"，则是指患者开始接受规范治疗后的治疗效果——能否根治、好转，是否容易出现复发转移，5年生存率预计能达到多少，预计的生存时间还剩多少，等等。在临床工作中，这些才是反映病情是否"严重"的指标。那么，如何评估患者的"预后"呢？或者说，患者病情的哪些特点提示"预后"较差呢？下面几点最为重要：

1. 肺癌的分期：也就是此患者此时正处在疾病发展过程中的哪个阶段。临床上使用的是国际 TNM 分期系统，这是临床制定治疗方案的依据。比如对于非小细胞肺癌的患者，TNM Ⅲ a 期及以前的患者存在手术根治机会，应首选手术治疗，当然，手术后也需要进行全身治疗，包括

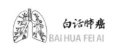

化疗或靶向治疗。而对于 TNM Ⅲ b 期及以后的患者，则难以手术根治，只能进行姑息性综合治疗。同时 TNM 分期也是评估患者预后的最重要的依据。

2. 肺癌的病理组织类型：临床中常见的肺癌病理类型包括鳞癌、腺癌、小细胞癌、大细胞癌，其中鳞癌、腺癌的预后相对较好，小细胞癌和大细胞癌的预后最差。在腺癌中，有乳头结构的和有黏液形成的腺癌，其预后相对较差。

3. 肺癌细胞的分化程度：正常组织细胞是由组织干细胞逐步分化而来，具有其特定的结构、功能。而癌细胞则是由正常细胞突变而来，失去了正常的结构、功能，所以对于癌细胞来说，分化程度越高，表示其越接近正常细胞，恶性程度越低。反之，癌细胞的分化程度越低，恶性程度就越高，预后就越差。

癌前病变虽不是癌，但是通向癌的路上

所谓"癌前病变"，是指恶性肿瘤从无到有的过程中的一个过渡阶段，首先我们需要澄清的是：

1. 癌前病变不是癌，因此不应将癌前病变与癌等同起来。

2. 癌前病变大多数不会演变成癌，仅仅是其中部分可能演变成癌症。

3. 如果我们确定了一个癌所对应的癌前病变，那就意味着我们确定这个癌一定是从这个癌前病变演变来的，不会绕过这一步。

很多恶性肿瘤都有其对应的较为典型的癌前病变，如宫颈黏膜不典型增生是宫颈癌的癌前病变；慢性萎缩性胃炎是胃癌的癌前病变；结直肠腺瘤样息肉是结直肠癌的癌前病变，等等。

对于肺癌，我们可以认为鳞状上皮不典型增生、腺瘤样不典型增生等结节样病变是鳞癌、腺癌的癌前病变，这类癌前病变往往都是不可逆的，不会自行恢复，也没有针对性的治疗药物。需要进一步解释的是，这些癌前病变在发现时，表现在 CT 上的形态特点与肺错构瘤、炎性假瘤、早期肺癌等同样表现为结节样病变的疾病经常难以准确区分，必须要等到手术切除后做出病理诊断才能明确。换言之，如果不行手术切除，就无法明确该病变是否已经恶变或是否今后有可能会恶变。所以在术前，我们习惯于把所有肺结节样（包括磨玻璃影）病变，划作广义的"癌前病变"，一旦发现，应积极手术切除，否则将永久存在癌变风险。

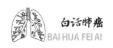

肺癌癌前病变，100% 影响女性妊娠

如前文所述，肺癌的癌前病变并不是癌，不存在转移风险，自然也不会影响生育。但实际情况是，临床影像学发现肺部存在结节样（包括磨玻璃影）病变时，无法明确诊断病变性质，如果不做手术切除病灶得到病理诊断，就无法明确病灶是否已经存在癌变。如果手术切除的肿物病理检查不是癌症或仅是癌前病变，当然不会影响生育。如果手术切除的肿物，病理检查是肺癌，这种情况下，对于男性患者的精子质量无明显影响，但对于女性患者，如果肺部病灶已存在癌变，则有可能由血液转移至生殖系统。同时癌症还会影响患者的营养、体力、免疫力，不利于怀孕。另外，癌症的治疗方法无论是手术、药物治疗，均会对母体和胎儿有负面影响，所以患癌女性应先积极治疗癌症，痊愈后再考虑怀孕。而对于怀孕后才发现癌症的女性，应尽快终止妊娠，首先治疗癌症。对于已经临近生产的产妇，可以行引产或剖宫产，尽快规范治疗肺癌。具体情况应由患者及家属与主治医生共同商讨决定。

不安分！癌细胞有三种转移途径

　　肺癌与其他各种恶性肿瘤一样，具有恶性肿瘤的共同特点：癌细胞无限增殖，不受机体生理调节，随淋巴、血液等途径转移至身体各处。不同病理类型的肺癌，转移具有一定特点。鳞癌通常容易通过淋巴转移，较晚发生血行转移；腺癌则较晚发生淋巴转移，但有时早期即出现血行转移；小细胞癌、大细胞癌则都容易早期通过各种方式发生转移，往往预后很差。

　　肺癌的播散转移方式主要有以下三种方式：直接扩散、淋巴转移、血行转移。

　　1. 直接扩散：原发肿瘤不断增生、扩大、浸润性地侵犯周围组织。我们前文讲到的 TNM 分期中的 T 分期，就是具体描述肿瘤直接扩散范围的。肿瘤从最初的支气管黏膜或肺泡细胞突变而来，可沿支气管壁生长，侵入管腔，阻塞气道。还可以侵犯周围肺组织，进而穿越叶间裂，侵犯相邻肺叶。中心型肺癌容易侵犯肺门处的大支气管、大血管，以及纵隔内邻近器官；周围型肺癌则容易侵犯胸膜、胸壁。值得注意的是，肺泡上皮细胞来源的肺癌患者，细支气管和肺泡壁上的癌细胞很容易脱落。癌细胞可以经支气管管道向支气管近端扩散或经支气管管道扩散到

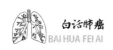
邻近的肺组织中，形成新的癌灶。

2. 淋巴转移：这是肺癌最为常见的转移方式。小细胞癌和鳞癌出现淋巴转移较早，腺癌相对较晚。癌细胞经由与支气管、血管伴行的淋巴管道，先转移至临近的肺门淋巴结，随肿瘤的进一步进展，再逐渐扩散至纵隔、对侧肺门，乃至更远的颈部、腋窝、腹部淋巴结。我们前面讲到的 TNM 分期中的 N 分期，就是具体描述肺癌的淋巴结转移情况的。

肺的淋巴引流有一定的规律，右肺上叶流向右肺门及右上纵隔淋巴结，右肺中叶流向中、下叶汇总区淋巴结、隆突下及右上纵隔淋巴结，右肺下叶引至中、下叶汇总区、隆突下、下肺韧带以及右上纵隔淋巴结；左肺上叶引至主动脉弓下淋巴结、左前上纵隔淋巴结，左肺下叶淋巴流向上、下叶汇总区、隆突下以及跨越纵隔到右上纵隔淋巴结。肺癌淋巴结的编号及名称如图 6 所示，这也是临床指导我们判断肺癌分期，对可以进行手术的肺癌患者进行淋巴结清扫的依据。

3. 血行转移：这通常是肿瘤的晚期表现，但在小细胞癌中往往较早发生，在有些腺癌病例中也可能在早期出现，而在鳞癌中发生较晚。癌细胞往往是经由肺静脉回流至心脏，再由体循环进入全身各个器官，容易出现肺癌转移的器官包括肝、脑、骨骼，等等。

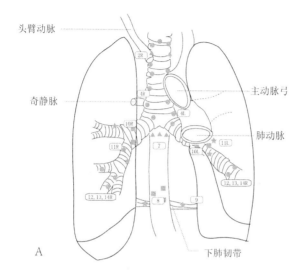

头臂动脉

奇静脉

主动脉弓

肺动脉

A

下肺韧带

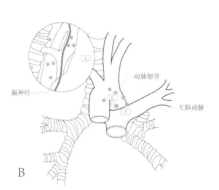

膈神经

动脉韧带

左肺动脉

B

- 1 最上纵隔淋巴结
- 2 上气管旁淋巴结
- 3 气管前，气管后和血管前淋巴结
- 4 下气管旁淋巴结
- 5 主动脉下淋巴结
- 6 主动脉旁淋巴结
- 7 隆突下淋巴结
- 8 食管旁淋巴结
- 9 下肺韧带淋巴结
- 10 肺门淋巴结
- 11 叶间淋巴结
- 12 肺叶淋巴结
- 13 肺段淋巴结
- 14 肺亚段淋巴结

图 6　肺癌淋巴结

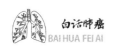
肺癌能否被根治，是你最关心的

虽然肺癌容易转移，但大家也不需要过度担心，因为，它有可能被根治。临床判断"根治"的标准，通常是术后 5 年内规律复查，未发现肿瘤复发、转移，则称为该肿瘤已被根治。但最终的治疗结果，在治疗过程中是无法准确预测的。

关于肺癌的治疗过程，先要明确一点，肺癌根治手术是使肺癌有可能得到根治的唯一治疗方式。比如，对于一个刚刚诊断非小细胞肺癌的患者，如果临床分期处在 TNM Ⅲa 期或更早（如果是小细胞癌，那么手术适应证则要求 TNM Ⅱa 期以前），无其他明显手术禁忌，可以接受根治性手术治疗，那么手术就是绝对的首选治疗方式。术后再按需进行相应的辅助放、化疗，这个患者的肺癌就有可能被根治。当然，TNM 分期越早，被根治的机会就越大。有读者可能会纳闷，为什么做了根治术还不一定根治呢？为什么没出现转移也可能切不干净呢？关于这个问题，目前的解释是：在肿瘤的发展过程中，虽然尚未出现明显的远处转移灶，但是有可能存在少量癌细胞的远处播散，术前检查无法显影，术中肉眼无法看到，我们称之为"微转移"，这就会导致我们做了根治术，但实际上并不一定真的"根治"了。另外，对于术后病理分期非常早，甚至是 I 期的患者，也就是未发现淋巴结转移的患者，还存在一个潜在的问题：当我们把术中切除的肺门淋巴结标本连续切片，进行镜下观察，可以发现，原来病理诊断为没有转移的淋巴结，有 25% 以上出现阳性，也就是说，这些患者的病理分期被低估。这就是早期的肺癌患者以往被认为术后不用全身辅助治疗，但在随访过程中有时会很快发现转移的原因。如果请病理科医生将手术切除的淋巴结完全包埋，逐个逐层连续切片，确实可以更精确地分期，但就目前的人员和设备条件而言，这样的工作标准也确实是脱离实际的。

综上，这就是为什么最新的研究认为，对于任何分期的肺癌患者，术后都建议行辅助化疗的原因，就是因为术后的辅助化疗可以进一步清除体内可能存在的微转移癌细胞，进一步减小复发的概率。而临床分期处在 TNM Ⅲb 或更晚，或由于其他原因无法接受手术治疗的患者，那么此时就失去了被根治的机会，后续只能接受姑息性综合治疗，预后往往较差。

基于以上说明，我们再次强调，早期、中期肺癌是有可能根治的，诊断越早，治疗越规范，根治的概率越大。但对于具体某个患者来说，是否能够根治，无法事先预

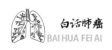
测，只能按照以上规律评估，积极治疗，以谋求尽量好的效果。

四个因素决定肺癌生存情况

评估肺癌患者生存情况的最重要的依据是 TNM 分期，临床中通常用 5 年生存率来描述恶性肿瘤患者的预期生存情况，对于 TNM 晚期、存活时间较短的患者，可用中位生存时间来更加直观地对其生存时间进行预估，而对于相对存活时间较长并有较大机会被根治的 TNM 早期患者，中位生存时间则无太大意义。

对于肺癌患者，根据最近中外临床数据统计（此类数据统计的前提是患者一经诊断，后续均接受了较为积极和规范的治疗），TNM Ⅰ期的患者 5 年生存率在 60% 左右，TNM Ⅱ期患者的 5 年生存率在 30%～40%，而 TNM Ⅲa 期的患者 5 年生存率则在 20% 左右，预后最差的 TNM Ⅲb 及 TNM Ⅳ期患者的 5 年生存率仅为 5% 左右。

对于积极治疗的 TNM Ⅲa 期患者，中位生存时间为 24.3 个月左右，而 TNM Ⅲb 期及 TNM Ⅳ期患者中位生存时间则仅有 16 个月左右。

从以上统计数据不难看出，肺癌的治疗效果实际上是一个概率问题，无法精确地预测。对于具体某个患者，我们仅仅可以根据相关统计数据，按照他的具体情况，做出一个粗略的估计，然后按照对他最有利的，也就是最大概率能让他获益的方案进行治疗，读者们需要理解这其中存在的不确定性。对于具体病例而言，对存活时间影响最大的因素有如下几个：

1. 肿瘤自身的性质，比如病理类型、分化程度，等等，这算是对患者预后影响最根本的因素。在前面的问题中已有相关介绍，通常小细胞癌、大细胞癌的预后要比腺癌、鳞癌要差，低分化癌的预后要比高分化癌要差。鳞癌通常源于肺门附近，容易发生淋巴结转移、容易侵犯肺门重要结构；腺癌则容易在早期出现血行转移；小细胞癌对化疗较敏感，等等，这些肿瘤本身的生理特性我们无从改变，只能采取相对来说最合适的策略予以治疗。

2. 是否早发现、早诊断、早治疗。关于 TNM 分期，已在前面详细说明，越是早期治疗效果越好，存活时间越长。问题是，绝大部分肿瘤，早期通常都没有严重症状，等到有了症状再就医，往往已经错过早期治疗机会；而如果是查体发现的病灶，通常偏早，早期积极治疗后往往效果很好。所以，40 岁以后，建议每年体检，照胸部 CT，有助于早期发现肺癌病灶。

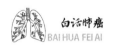

3. 治疗措施是否及时，治疗方案是否规范，手术切除是否彻底，术后是否充分配合辅助治疗，这些都会对预后产生影响。患者一旦发现疑似肺癌病灶，一定要积极检查，明确病变的性质、分期，积极配合医生的治疗方案，以期达到尽可能好的治疗效果

4. 除疾病本身的治疗情况之外，患者自身的基础生理、心理情况也对预后有很大影响。比如患者的营养情况、各个脏器的功能、自身的免疫力、机体的修复能力、包括患者的心理调节能力——能否积极乐观地面对疾病，配合治疗，这些因素都会对癌症的预后起到重要影响。

刨根问底，是它们"策划"了癌变

患上肺癌，源于基因"一错再错"

肺癌，无论是原发灶还是转移灶，这个肿瘤都是由一个个癌细胞组成的。我们逆向思维，这些千千万万的癌细胞，怎么来的？是癌细胞快速分裂增殖而来，肉眼看到的结果就是肿瘤体积迅速增大，这也是恶性肿瘤细胞的最重要的特性——不受机体生理调控，肆意分裂、增殖。所以，一个肺癌大瘤子，实际上可以认为它最开始就是由一个癌细胞不断分裂，1变2、2变4、4变8…大量增殖产生而来。我们继续逆向思维，那最开始的这一个癌细胞，怎么来的？是由正常细胞发生基因突变而来。那么正常细胞是如何出现基因突变的呢？主要有两种原因：各类外部原因造成的基因损伤和内部细胞分裂时出现的复制错误。

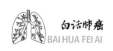
首先，导致基因损伤的原因主要有致癌物质的接触或摄入（包括食物、药物、空气污染物，等等），还有一些有害射线的暴露，如紫外线、放射性物质，等等。这类因素有些并未普遍存在于生活中，只对一些特殊工种或生活在特殊地区的人产生影响，而有一些则普遍存在，大家都难以幸免，如大气污染。另一种原因，也就是细胞分裂时出现的复制错误，这在生命体中同样普遍存在。众所周知，体内各类器官、组织的细胞都在不断地新陈代谢，衰老的细胞进行凋亡，成熟细胞通过有丝分裂产生两个新生细胞。需要注意的是，每一个细胞的细胞核中都含有这个人的整套基因，在细胞分裂时，这整套基因会完全复制，产生的新细胞中继续保有整套基因。在基因的复制过程中，新的基因以构成基因的最小单位——脱氧核糖核苷酸为单位，一个一个按照特定对应法则进行装配完成，在此过程中，难免出错。有人会问，一错就能形成基因突变，就能癌变吗？当然不是，在复制过程中出错之后，细胞自身还有自检修复机制，可以及时发现错误，并进行修复，对于不能修复的错误，还可以启动程序性凋亡机制，也就是让这个错了的细胞自己分解死掉，对于极少数能够逃过这套机制的细胞，如果它对机体是有害的，我们还有细胞免疫系统，可以将它及时清理掉。所以，并不是基因出现一点错误就能癌变，而是要累积很多很多的错误，包括原癌基因的异常激活、抑癌基因的失活、能够逃避自检修复机制、能够逃避程序性凋亡、能够逃避免疫系统，等等。某一天，真的有一个细胞的基因错得实在太多了，既具备了癌细胞的特点，还成功避开了所有的免疫机制，成功存活下来，在体内开始自由生长，迅速地分裂、增殖，同时或伴有转移，这个人也就真的患有癌症了。

最后说一个我们平时很喜欢给患者讲的比喻，帮助读者形象理解：正常细胞不断地分裂增殖，一代一代地复制下去，就好像一队小朋友一个一个往后传话。第一个小朋友想一句话，告诉第二个，依次往后传话，一直准确无误就好，一旦某个小朋友听错了或者说错了，导致信息出错，就麻烦了——这细胞就癌变了。为了便于理解，我们继续往深入说，对于那些具有癌症家族史，自身基因比较脆弱容易出错的人群，放在这个比喻中，就相当于小朋友传的这句话比较长比较难，人家传话想个简单的"我爱新中国"，他家传话非要传个《前出师表》全文，当然容易出错。而对于那些基因纠错能力比较弱的人群，就相当于他家这队小朋友的智商整体较弱，当然出错的概率也比较大。至于后天因素，如生活习惯是否健康规律、是否接触各种致癌因素、是否长期患有某些慢性良性疾病，这些就相当于他的这一队小朋友传话

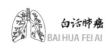

的速度。生活健康规律的人，小朋友传话的速度就慢，也许他已经八十岁了，小朋友的那句话刚传到第 10 个人，当然出错的概率低；那些生活没有节制，不良习惯较多的人，长期患有某些慢性疾病的人，小朋友传话的速度就快，也许他刚 50 岁，小朋友已经传到第 100 个人了，当然出错的概率就比人家高，没准儿已经错了好几次了。

吸烟是肺癌的一大凶手

欧美国家数据显示，吸烟者的肺癌死亡率比不吸烟者要高 10 倍以上，亚洲稍低。每天吸烟越多、吸烟年限越长、开始吸烟年龄越小，肺癌发病率越高，其中吸烟年限是最重要的指标。美国癌症学会研究表示，如果 15 岁开始吸烟，到了 70 ～ 75 岁，肺癌发病风险要比不吸烟者高 17 倍。另外，需要强调的是，被动吸烟同样可以提高肺癌发病风险，世界范围内的多项研究显示，无论男性女性，长期被动吸烟人群的肺癌发病率要高于无被动吸烟人群的 1 倍至数倍不等。

临床工作中我们用"吸烟指数"来量化患者吸烟的程度，吸烟指数 = 每天吸烟数量（支数）× 连续吸烟的时间（年数），如果每天吸烟 20 支，连续吸烟超过 20 年，那么

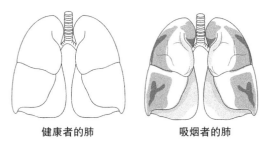

健康者的肺　　　　　　　　　吸烟者的肺

图 7　健康者与吸烟者的肺

吸烟指数就是 400。我们通常把吸烟指数超过 400 列为发生肺癌的"高危人群"。

HIV 感染给癌细胞存活大大行了方便

HIV 感染会使得患者的肺癌发病风险升高。HIV，即人免疫缺陷病毒，HIV 感染的患者会出现获得性免疫缺陷综合征（AIDS），也就是通常所说的"艾滋病"。AIDS 患者在临床最核心的表现就是中度以上细胞免疫缺陷。"细胞免疫"，顾名思义，就是当机体中出现外来或自身的异常细胞时，免疫系统将该异常细胞清理消灭掉的功能。所以，AIDS 患者产生细胞免疫缺陷，结果将是难以清除机体中的异常细胞。我们现在回想癌细胞产生的过程，逃脱机体免疫系统的攻击，是非常重要的一步。那么现在对于 AIDS 患

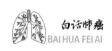

者来说，则相当于自身免疫系统这道防线自己出漏洞了，使得癌细胞更容易逃过攻击，存活下来，进而患上癌症。

PM2.5，肺泡挥之不去的"伤"

PM2.5指的是空气中粒径小于2.5μm的微小颗粒物（Particulate Matter，PM），它可以直接被吸入支气管，导致各种肺部疾病。PM2.5主要来自煤炭及石化燃料的燃烧、挥发性有机物等，比如日常发电、工业生产、汽车尾气排放等过程，大多含有SO_2、NO_2和一些重金属等有毒物质。早在1950年开始，即有关于PM2.5与肺癌发病率及死亡率相关性的研究，迄今为止世界范围内的各项此类研究得到的结果均基本一致：随着PM2.5在空气中的浓度升高，人群中的肺癌发病率及死亡率均有升高。具体数据为：PM2.5的浓度每增加$10μg/m^3$，肺癌发病率升高14%左右，肺癌死亡率升高8%～21%。在我国，过去的35年间肺癌的死亡率增加了2倍，这与我国改革开放后工业的迅速发展，工业污染的急剧加重不无关系。

发达国家PM2.5主要来自工业燃烧排放、汽车尾气，在发展中国家会有少部分PM2.5来自家庭做饭和取暖时的燃烧排放。PM2.5通常由微小的碳核和空气中微小的水滴组成，同时还可能吸附其他一些有害物质及金属，比如公路汽车尾气产生的 PM2.5 携带二氧化硫、一氧化氮，石化地区石化产品中的 PM2.5 可以携带致癌物质，钢铁材料中产生的 PM2.5 携带重金属，煤炭地区产生的 PM2.5 携带尘埃物质等，这些有毒颗粒可以被直接吸入肺泡，与肺泡上皮细胞接触，诱发氧化反应或造成肺泡细胞 DNA 损伤。另外，PM2.5 一旦进入肺泡，则会长时间滞留，很难被清除排出，所以肺是受 PM2.5 影响最严重的脏器。此外，高浓度的 PM2.5 不但导致肺的炎症还引发全身的炎症反应，同时，原有呼吸系统疾病（肺气肿、肺心病、哮喘）的患者在雾霾天气时会加重原有疾病的症状。

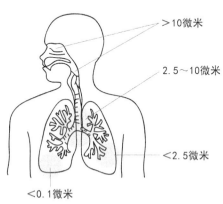

图 8　空气中不同大小的颗粒物在人体的沉积部位

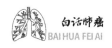

高危职业让肺癌离你更近

多种职业暴露（指人群因从事特定职业而必须接触某些可能有毒有害的物质或环境）可增加该职业人群的肺癌发病率，这些致癌物质主要包括石棉、石英粉尘、镍、砷、铬、二氯乙醚、芥子气、异丙油、矿物油、二氯甲醚等。我国的职业肿瘤中与肺癌有关的有 5 种：石棉、氯甲醚、砷、焦炉逸散物、铬酸盐制造业。另外，还需要注意的是在大多数的矿山井下，存在高浓度的氡气及其子气体，这能够导致辐射致癌，多项研究显示通风条件差的矿井下工人的肺癌发病率比预期高出数倍，病理类型则以小细胞癌为主。综上，容易接触到肺癌高危致癌物的职业主要集中在冶炼、采矿、化工等领域，具体是否含有致癌物质，视具体生产流程而定。

具体地说，已有流行病学证据的与肺癌相关的职业包括以下这些：

1. 接触玻璃纤维。玻璃纤维被用来代替石棉作绝缘和防火材料，是由很小的纤维制成，可由呼吸道进入肺泡，诱发肺癌。

2. 木制品和纺织工业。同样有暴露于可能致癌粉尘的问题，该组职业包括木匠、伐木工、专职护林人、纸浆厂和造纸厂工人等。机器锯木厂的工人肺癌发生率与那些接触化学物质职业的工人基本相当。

3. 接触石棉。石棉致癌的潜伏期可长达 30 ～ 35 年，甚至更长。此外，石棉的致癌性很强，它不只是对肺有影响，而且还与胃癌、大肠癌、喉癌及直肠癌有关系。

4. 接触某些金属。锅炉制造、炼铜、机械、金属模具、铅管、金属结构、钣金、铝厂和焊接工人，在各职业组内均发现肺癌发病率高于普通人群。

另外，还有一些高危职业值得注意，虽然目前还没有流行病学的证据，证实其肺癌发病率高于常人，但是职业暴露毕竟给他们带来潜在的风险。这些职业包括：

1. 交警。每天站在大马路上维护着交通的安全，暴露于汽车尾气。汽车尾气主要成分是二氧化硫和一氧化碳等有害物质，一旦被吸入体内就会造成对肺部的伤害，而交警每天要吸入大量的汽车尾气，具有潜在的致癌风险。

2. 教师。在工作中使用粉笔为学生书写板书，不可避免地吸入粉笔灰。它是一种吸附性极强的物质，被人体吸入后，停留在呼吸道或肺泡中，造成小气道堵塞，使肺部通气能力变差，肺功能下降，导致或加重肺部炎症反应，是潜在的致癌因素。

3. 厨师。在工作的时候往往要烧很多、很长时间的

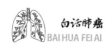

菜，在此过程中产生的油烟，可能会含有有害物质，加上很多厨房往往通风效果差，这样就导致一些有害物质会被厨师吸入体内。有相关数据显示，在厨房炒菜1个小时相当于吸进半根烟。所以说，厨师在厨房工作时间越长，那么吸入的有害物质就越多，对肺部的损害也就越大，具有潜在的致癌风险。

如果不幸，自己的职业恰好属于上述的肺癌高风险职业，而又介于年龄、学历、特长等原因无法辞职，那该如何做才能有效避免或降低其致癌率呢？

1. 湿式作业，通风良好。这主要是指改善工作环境，比如：开凿岩壁时，选用湿式凿岩机；当场地平整时，可以配备洒水车，让空气中的粉尘黏附到喷洒出的水滴上。另外，良好的通风也可以明显地减少工作者对有害物质的吸入。

2. "打扮自己" 做好防护。在进行操作之前，戴上防护口罩、护目镜、手套等，这些避免直接接触致癌物质的装备是最直接、有效的。

3. 定期体检。由于肺癌的发生和发展常需要较长的时间，因此，无论你是否正在从事患癌高风险的职业，只要你曾经从事过，就不能忽视风险，同样需要提高警惕，并定期进行相应的防癌体检。

这里提醒大家，对于肺癌高危职业人群而言，一定要每年坚持体检，早发现早治疗，将癌症扼杀在摇篮里，这是对自己也是对家人负责。

慢性肺病，将你抛进癌症漩涡

国内外众多的研究显示，包括肺炎在内的多种肺部良性病变，都会增加肺癌的发病风险。主要包括肺结核、慢性阻塞性肺病、反复呼吸道炎症、哮喘、硅沉着等。研究数据显示他们与肺癌的相对危险度（RR）波动在1.43～2.22，表示他们都是肺癌发病的危险因素。即使在吸烟者中，既往肺结核和肺炎仍为肺癌的独立危险因素，而关于哮喘的荟萃分析也发现哮喘和肺癌发病存在阳性关联。前文关于"小朋友传话"的比喻中我们也已经提到了很多"慢性良性疾病"会增加细胞癌变的概率。究其原因，良性病变通常意味着病灶局部持续的炎症反应，具体则表现为细胞水平旺盛的新陈代谢，损伤了的细胞和外来的有害物质要被免疫细胞消灭，走向坏死或凋亡，同时机体需要分裂增殖出新的细胞来补充、修复，这就意味着病灶局部的细胞增殖的次数远远大于正常组织。

还记得癌细胞怎么产生的吗，对了，就是基因在细

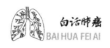

胞复制增殖中累积了好多错误，突变成了癌细胞，所以，病灶局部的细胞要额外的多复制好多好多次，当然就会增加基因出错的概率。试想一个长期慢性反复炎症的患者，病变局部的细胞得比人家正常细胞多复制多少次？这样一来，突变出癌细胞的概率更高，就显得顺理成章了。

遗传易感性，增加患癌概率

肺癌的遗传不是严格意义上的遗传病的遗传，而是发病风险的遗传。正常细胞变成癌细胞的本质就是基因突变，在内因、外因相互共同作用下，正常细胞的基因出现一系列突变，最终量变引起质变，出现了一个癌细胞。我们再回过头来看，这个人最开始的、遗传自上一代的正常基因的样子，是很"强大"不容易出错，还是很"脆弱"容易出错，与他以后患肺癌的风险有没有关系呢？当然是非常有关系的，这就是所谓的遗传易感性，就是说孩子从父母那里继承了基因，也就继承了他得肺癌的概率。当然，这是概率问题，不是绝对的爸爸得病孩子就得病，而是风险高低，有癌症家族史的人得癌的风险就要比没有家族史的人要高，所以癌症家族史是肺癌非常重要的危险因素，原因也就在于此。

患肺癌，其实都怪基因太脆弱

我们认为，肺癌发病的最直接因素是基因变异，导致正常细胞变成了癌细胞并且具有逃脱免疫机制的能力。那么，既然基因是患者最后罹患肺癌的最直接原因，那么患者的基因本来是什么样子当然就显得非常重要，也就是所谓的"遗传易感性"。通俗地说，如果一个人的基因本身比较"完善"，不容易出错，出错了容易修改，有少数几个错误没改也没关系，这就不会引起细胞变成癌细胞，这样的人患有癌症的风险就相对较低；反之，自身基因比较"脆弱"的人，基因容易出错，错了不会改，随便出几个错就变成癌细胞了，这样的人患有癌症的风险当然就要高得多。这也就解释了很多人长期困惑的问题：为什么有些抽烟的人不得肺癌，而不抽烟的人反倒得了肺癌。因为那个抽烟的人基因"好"，损伤了很多，但是还没变成癌细胞，而那个不抽烟的人基因"不好"，自己分裂的时候随机出一些错就成癌细胞了。更直白地说，如果那个不抽烟的人要是抽烟，那他就很有可能更早得癌症。

读者在这里可以再次结合我们前文提到的"小朋友传话"的那个比喻，也许能够更加形象地理解。

防癌不能等症状，有了症状不要慌

有症状不一定有病，没症状不一定没病

我们首先要明确什么叫"症状"。"症状"指的是患者自身可以主观感知的不适的感觉，比如头痛、乏力、恶心、呕吐、胸闷、咳嗽、腹痛，等等。注意，"症状"要和"体征"和"辅助检查结果"分开。"体征"指的是患者自身没有感觉，医生给患者查体时客观发现的异常表现，比如血压高、心率快、结膜苍白、口唇发绀、扁桃体肿大、气管不居中、甲状腺肿大、颈静脉怒张，听诊发现异常的呼吸音、心律不齐、心脏瓣膜区病理性杂音，还有神经系统的各种生理反射、病理反射，等等。"辅助检查结果"则指的是医生开具的检查项目得到的客观结果，比如胸片、CT、超声、各种抽血的结果，等等。

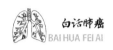
进一步，我们还要弄清楚"症状"和"疾病"的关系：

1．一种疾病可以有好几种典型的症状，一个患者得了这种病，通常会出现这些症状里的一种或几种，当然，他出现的典型症状越多，就是表现得越典型，那么临床中就越容易诊断。反之，有些病人的典型症状很少，甚至没有，那么就属于不典型病例，诊断就比较困难。

2．我们再反过来想，对于一个症状，通常背后会对应很多种可能的疾病，也就是说，不同的疾病可能会出现共同的症状，比如细菌性肺炎的常见症状有咳嗽、咳黏痰、高热，等等。肺癌的常见症状有咳嗽、咯血、胸痛、消瘦，等等，可见肺炎和肺癌都容易出现咳嗽。那么一个咳嗽的患者来了，说了自己的症状，医生就要开始思考，要如何判断、进一步检查，最终给出诊断，这需要医生的综合判断和分析，这也是临床中的实际思路。

总之，"症状"和"疾病"不要画等号，有症状不一定有病，没症状不一定没病；同样的症状不一定是同一个病，不同的症状不一定是不同的病，具体情况需要具体分析。只有进一步检查，综合判断，才能最终得到正确的疾病的诊断。

遗憾！肺癌的癌前病变时期没有症状

通常恶性肿瘤的发展过程包括癌前病变、原位癌和浸润性癌症等不同阶段。对于癌前病变，我们已在前文中有所介绍，此处我们再次澄清一些模糊认识：

1. 癌前病变不是癌，因此不应将癌前病变与癌等同起来。

2. 癌前病变大多数不会演变成癌，仅仅是其中部分可能演变成癌症。

3. 如果我们确定了一个癌所对应的癌前病变，那就意味着我们确定这个癌一定是从这个癌前病变演变来的，不会绕过这一步。

对于肺癌来说，世界卫生组织（WHO）提出：鳞状上皮不典型增生被视为肺鳞癌的前期病变，而肺腺癌的癌前病变则为不典型腺瘤样增生（AAH）。至此，我们再次强调，"癌前病变"实际是一个病理学上的概念，这也就意味着，肺癌癌前病变的真正确诊一般是要等到手术切除病灶之后，等待病理报告才能确诊。有读者会问，不手术也有别的办法取到病灶组织进行活检呀？对，是有别的方法，但对于癌前病变来说，病灶通常都很小，也不会侵犯支气管，所以既无法做肺穿刺取活检，也无法做支气管镜

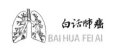
取活检，只能手术切除取得病灶。

综上可见，狭义的"癌前病变"概念在肺癌临床工作中应用不多，因为在术前无法精确诊断。早期发现的性质不明确的肺部微小的软组织密度结节，如果不做手术切除，则均存在已经癌变或将要癌变的可能性，我们可以将此类情况看作是广义的肺癌的"癌前病变"，在临床中对此应高度警惕，密切观察，积极手术治疗，以防癌变及继续进展。

对于这类早期发现的微小肺结节，临床中基本没有症状。因为病灶尚小，还没有对周围组织产生刺激、压迫，所以不会出现咳嗽、咯血、憋气、胸闷等常见症状。实际上，不仅是这类小结节不会有症状，甚至于影像学显示形态已经比较典型的肺癌往往都不会有明显的症状。临床中诊断的早期肺癌多数都是无症状体检时胸部 CT 发现的，到了患者出现咳嗽、痰中带血、胸闷等症状时，往往原发灶已经较大，并且很可能已经出现了转移。

发热或声音嘶哑，从症状看肿瘤进展

肺癌最早期的患者往往无明显症状，因为此时病灶相对较小，未对周围组织产生侵犯、压迫。

随着肿瘤有所进展，如果对周围的支气管、血管、神经产生侵犯、压迫、堵塞，即可出现相应的症状，如咳嗽、痰中带血、胸部隐痛、胸闷气促、反复肺部感染。另外，因肿瘤消耗营养、代谢旺盛，可能会引起全身系统性症状，如持续性低热、短时间内明显消瘦，等等。

如果肿瘤再继续进展，局部侵犯大血管、支气管、胸膜、胸壁、喉返神经、食管、心包等重要组织或器官（这时基本已经接近或到达晚期），则会进一步出现咯血、呼吸困难、剧烈胸痛、进食哽咽、饮水呛咳、声音嘶哑、颜面水肿、胸腔积液、心包积液，等等。以下稍作详细说明：

1. 由原发肿瘤引起的症状

（1）咳嗽：肿瘤在支气管内可引起刺激性干咳或少量黏液痰，肺泡癌可有大量黏液痰。中晚期肿瘤阻塞或部分阻塞大支气管，使咳嗽加重，多为持续性，且呈高音调金属音，是一种特征性的阻塞性咳嗽。当有继发感染时，痰量增多，呈黏液脓性。此处特别提醒，原有的慢性咳嗽者（吸烟、慢性支气管炎、哮喘等患者）如发现咳嗽性质与以往不同，应引起警惕，积极就诊检查。

（2）咯血：对于中心型肺癌，咳血常出现在病程的早中期，血量不多，质鲜红或与泡沫混为一体，常表现为痰

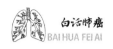

中带血或血丝，出现这种现象的原因是肿瘤表面小血管丰富，咳嗽导致血管破裂所致。如偶有咳血量较多者，则提示肿瘤可能已经较大，可能已处于中晚期。

（3）喘鸣：由于肿瘤引起支气管部分阻塞，约有2%的患者，可引起局限性喘鸣音。

（4）胸闷、气促：中晚期肿瘤引起患者胸闷、气促的机制有很多，如肿瘤侵犯大支气管，导致支气管狭窄或堵塞；或肿瘤转移到肺门淋巴结，肿大的淋巴结压迫主支气管或隆突；或转移至胸膜，产生大量胸腔积液；或转移至心包发生心包积液；或有膈麻痹、上腔静脉阻塞以及肺部广泛受累，等等。以上众多机制，均可影响患者的呼吸功能，发生胸闷、气促，甚至呼吸困难。如果原有慢性阻塞性肺病，或合并有自发性气胸，症状则更加严重。

（5）体重下降、消瘦：肿瘤发展到晚期，由于肿瘤毒素和能量消耗的原因，加上合并感染、疼痛所致的食欲减退，患者可表现为严重消瘦，此为恶性肿瘤的常见症状之一。

（6）发热：恶性肿瘤自身新陈代谢旺盛以及局灶坏死组织吸收而产热，称为肿瘤热，通常为持续性低热，早期肿瘤病灶较小，通常发热不明显。随着肿瘤进展，瘤体增大并出现转移，产热增多，则会出现明显发热。另外，对于肺癌，瘤体在支气管内生长可阻塞管腔，产生阻塞性肺炎，从而发热，此情况以中心型肺癌为著。此类发热类似细菌性肺炎，体温可高于典型的肿瘤热，抗感染治疗有效，但如阻塞病灶未除，则不久之后肺炎又会重现，形成反复性肺炎。

2. 肿瘤局部扩展引起的症状

（1）胸痛：约 30% 的肺癌可直接侵犯胸膜、肋骨、胸壁，引起不同程度的胸痛。若肿瘤单纯侵犯胸膜，会产生胸部不规则钝痛、隐痛，呼吸、咳嗽时加重。若肿瘤侵犯肋骨、脊柱，则出现相应部位局限性剧痛，同时存在压痛点，与呼吸、咳嗽无关。若肿瘤压迫、刺激肋间神经，则出现该神经分布区疼痛。

（2）进食哽咽：癌肿侵犯或压迫食管可引起咽下困难，晚期还可引起支气管－食管瘘，导致肺部感染。

（3）声音嘶哑：控制左侧发音功能的喉返神经由颈部下行至胸部，绕过心脏的大血管返行向上至喉，支配左侧声带，而右喉返神经则在锁骨下动脉处即折返向上，未进入胸腔。所以肺癌患者若出现声音嘶哑，通常是因左侧喉返神经受累，如图 9 所示：

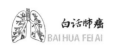
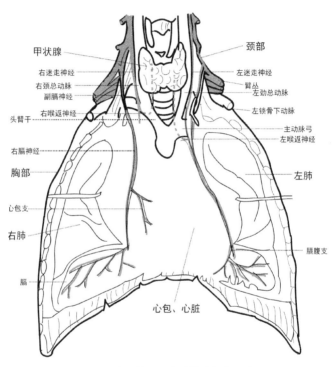

甲状腺 颈部

右迷走神经 左迷走神经
右颈总动脉 臂丛
副膈神经 左劲总动脉
右喉返神经 左锁骨下动脉

头臂干 主动脉弓
左喉返神经

右膈神经

胸部 左肺

心包支

右肺 膈腹支

膈

心包、心脏

图 9 喉返神经、上腔静脉解剖示意

肺癌患者可出现癌肿直接压迫喉返神经或由转移的淋巴结肿大后压迫喉返神经，造成声音嘶哑。声音嘶哑也可发生于咽喉炎、感冒和急性支气管炎；甲状腺手术，咽部手术后；也可发生于发声不当和讲话过度甚至大量吸烟、饮酒之后。但是，这类嘶哑一般均可在对症处理或休息数月后自愈，而癌症瘤体压迫喉返神经导致的声音嘶哑则会随着肿瘤进展而继续加重。

（4）上腔静脉阻塞综合征：肺癌侵犯纵隔，压迫上腔静脉（如图 9 所示）时，上腔静脉回流受阻，产生头面部、颈部和上肢水肿以及胸前部淤血和静脉曲张，同时可引起头痛、头昏或眩晕。

（5）Horner 综合征：位于肺尖部的肺癌称肺上沟癌（Pancoast 癌），可压迫颈部交感神经，引起患侧眼睑下垂、瞳孔缩小、眼球内陷，同侧额部与胸壁无汗或少汗。

除了局部病灶进展产生的症状外，我们还要注意，在肿瘤局部进展的同时，随时可出现远处转移（这是晚期的判定依据），转移灶引起的症状则更加多样化。肿瘤转移至不同的器官，即出现相应的局部症状：

（1）肺癌转移至脑、中枢神经系统时，可发生头痛、呕吐、眩晕、复视、共济失调、脑神经麻痹、一侧肢体无力甚至半身不遂等神经系统症状。严重时可出现颅内高

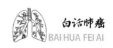

压、脑疝等危重情况。

（2）转移至骨骼，产生局部疼痛和压痛，需要注意的是此类疼痛通常表现为持续性剧痛，普通止痛药难以缓解，故临床称为"顽固性疼痛"。转移至椎体并发生溶骨性改变时，可出现脊髓不稳定，甚至截瘫。

（3）转移至肝脏时，可有厌食、肝区疼痛、肝肿大、黄疸和腹水等。

（4）肺癌发生肾脏和肾上腺转移，可出现局部肿块、胀痛，一般不会影响肾功能。

（5）肺癌转移至远处淋巴结，颈部及锁骨上淋巴结常是肺癌转移的常见部位，如图 10 所示：

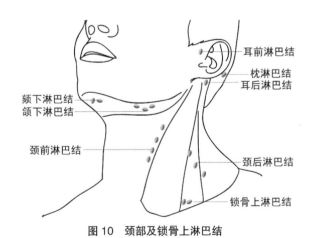

图 10　颈部及锁骨上淋巴结

患者可以毫无症状或有局部疼痛，常常是自行发现而来就诊。典型的多位于前斜角肌区，固定而坚硬，逐渐增大、增多。

另外，对于一些可能具有内分泌功能的肺癌，如小细胞癌、大细胞癌、类癌，则可能伴有更为复杂的内分泌相关的全身系统性症状：

1. 骨关节症状，此类症状较为多见。由于肺癌细胞可产生某些特殊的内分泌激素、抗原和酶，这些物质运转作用于骨关节部位，而致骨关节肿胀疼痛，常累及胫、腓、尺、桡等骨及相应关节，指趾末端往往膨大呈杵状指。

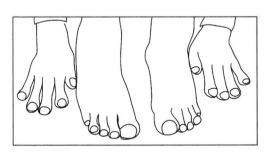

图 11　杵状指

2. 分泌促肾上腺皮质激素或类似物，可引起库欣综合征（Cushing），表现为肌力减弱、浮肿、高血压、尿糖增

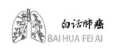
高等。

3.分泌抗利尿激素引起稀释性低钠血症，表现为食欲不佳、恶心、呕吐、乏力、嗜睡、定向障碍等水中毒症状。

4.神经肌肉综合征，包括小脑皮质变性、脊髓小脑变性、周围神经病变、重症肌无力和肌病等。发生原因不明确。这些症状与肿瘤的部位和有无转移无关。它可以发生于肿瘤出现之前，也可作为一个症状与肿瘤同时出现；有时，有些患者在手术切除后即可同步好转，但有时症状则无明显改变。它可发生于各型肺癌，但多见于肺小细胞未分化癌。

5.高钙血症，肺癌可因转移而致骨骼破坏，或由异位性甲状旁腺样激素分泌过多引起。高血钙可伴有呕吐、恶心、嗜睡、烦渴、多尿和精神紊乱等症状同时发生，多见于肺鳞癌。肺癌手术切除后，血钙可恢复正常，肿瘤复发又可引起血钙增高。

6.异位促性腺激素综合征：主要表现是男性乳房发育及性早熟，女性月经失调、多发性卵巢囊肿等，血浆中黄体生成激素（LH）及卵泡刺激素（FSH）增高。

7.还有一些肺癌与全身免疫系统疾病相关，如可出现红斑狼疮、干燥综合征，等等。这是临床中较为少见的肺癌类型，通常随着肿瘤的有效治疗，此类症状可同时缓解。

以上是按照肿瘤客观进展的顺序，不同阶段可能产生的相应症状，目的是使广大读者对肺癌的临床进展和相应的症状有一个大致的了解。而实际上，在临床中我们先看到的是症状，而后经过辅助检查，甚至是手术，才能进一步判断准确的分期，所以这里需要强调，万不可单纯依照患者的症状来推测分期（分期的具体意义和方法，见第一章）。临床中所见，症状重的往往比较晚了，但没有症状的不一定就早。

基于以上介绍，我们不难得出结论，肺癌的临床症状越早期越不明显，越进展到晚期症状越多越严重。而在临床治疗肺癌的过程中，我们越早发现，治疗效果越好，患者越受益。所以，我们一定要建立这个正确认识：对于肺癌的防治一定不能"等待症状"，尤其是处在高危年龄段或有相关危险因素的人群（详见第二章），一定要防患于未然，积极体检，在没有症状时严密筛查肿瘤。

咯血、胸闷，肺门附近可能病了

不同类型的肺癌是如何分类的，各自又有什么特点，这在第一章已有详细介绍，本节仅从症状表现角度，简单总结。

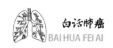
中心型肺癌由于病灶位于肺门附近，临近支气管、肺动脉、肺静脉，容易对这些重要组织产生侵犯、压迫、堵塞，所以相对更容易出现咳嗽、咯血、胸闷。如果严重压迫、堵塞了支气管或肺叶支气管，则会引起远端肺不张，继发肺部感染，出现咳黏痰、高热等症状。而周围型肺癌因为病灶距肺门较远，周围无明显临近重要组织，所以病情进展相对隐匿，早期基本无明显症状。

不同病理类型的肺癌，多数没有其特殊的症状表现，仅提出以下两点需要注意：

1. 小细胞癌最容易出现颅内转移，引起相应的中枢神经症状，如头痛、头晕、感觉障碍、运动障碍，等等。

2. 包括小细胞癌在内的一系列神经内分泌肿瘤，可能具有内分泌功能，会引起相应的内分泌相关症状，如电解质紊乱、低血糖、库欣综合征，等等。

消极等待特异性症状不如每年做一个CT

如前文所述，肺癌在早期常无明显症状，等到有了咳嗽、痰中带血、胸痛等症状，肿瘤往往已经有了一定进展，甚至于，有些患者已经是肺癌晚期，还没有明显症状。所以，到底如何早期发现肺癌，广大读者一定要明确认识，早期发现肺癌绝对不是依靠什么特异性症状，而是要通过定期体检，这在第一章中有所叙述，建议大家40 ～ 45 岁开始提高警惕，每年查一次胸部 CT，这是早期发现肺癌的性价比最高的方法。有些专家认为，每年做CT 可能给一些人带来不必要的放射性损伤。不可否认，过于频繁的 CT 照射对人体有一定危害，但随着肺癌发生率在我国的逐年提高，低剂量胸部 CT 的普及，我们把这个频率定在每年体检一次，既达到了筛查肺癌的目的，又对人体基本无害。当然还有一些辅助性的血液学检查，如肺癌 CA 系列检查、肺癌特异性抗体检查、循环肿瘤细胞检查等，但需要说明的是，此类血液学检查往往是到了肿瘤进展期之后才会出现明显的多项阳性结果，对于肺癌早期筛查意义不大。反过来说，个别肿瘤血液学指标轻度升高并没有太大临床意义，患者不需要过分担心，定期复查即可。

至于读者关心的"出现哪些症状需要警惕肺癌"，这个问题实际上并没有很大的积极意义，因为肺癌，或者说绝大多数的癌症，本身的一个特点就是早期缺乏特异性症状。反过来说，如果癌症能在早期有特异性症状，一出现大家就知道了，早期检查早期治疗，那么就不会出现这么多中期、晚期患者，就不会有这么差的预后和这么高的死

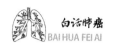

亡率了。所以，如果等到出现了什么症状，想想是不是有特异性，再去查，其实就很可能已经晚了。所以，我们再次重申，读者们不要按这个问题的思路来思考，不要等着什么特异性的症状出现了再去警惕肺癌。

可能有读者会继续追问，抛开了早期诊断这一层，就算是中期、晚期，本章前面也说了那么多可能出现的症状，其中哪些是有特异性的，需要特别警惕肺癌呢？答案是：没有。具体地说，咳嗽，最常见的病因是气管炎、支气管炎、肺炎；咯血，常见于支气管扩张、肺结核；胸痛，最常见于肋软骨炎、带状疱疹、神经性疼痛；胸闷，最常见于慢性阻塞性肺病、哮喘、肺炎、心衰；发热，这个就更广泛了，全身各个系统的感染、肿瘤或者自身免疫性疾病，甚至是近期所用药物的反应，都可能引起发热。可见，在这些症状背后的可能病因中，肺癌都不是最常见的，其余症状不再一一赘述。

总之，肺癌早期往往没有明显症状，即使出现了症状也缺乏明显的特异性。所以，广大读者最应该注意的就是：即使没有症状，也应该定期检查胸部 CT。在此基础上，如果出现了上述某些症状，也不要过于担心，常规就诊检查即可。

无症状的肺癌晚期，只因小和早

晚期肺癌，主要指的是 TNM Ⅳ 期患者，也就是已经出现远处器官转移，这意味着已经失去手术根治机会，只能姑息性保守治疗，预后很差，5 年生存率为 5% 左右，中位生存期仅为 1 年左右。所以，"晚期"的核心意义在于肿瘤已经向远处转移，而患者出现症状的原因则是局部瘤体增大，进而侵犯、压迫周围组织，引起相应症状。显而易见，一个是转移的事，一个是局部瘤子长大的事。在通常情况下，这两方面的进展是同时进行的，但并不是严格同步，有时局部肿瘤已经很大了，但还没有明显的转移灶，而有时局部肿瘤不大却已经早早地转移到全身多个脏器。本节咱们说说后面这种情况：原发灶不大，早早地就转移了，转移灶也不大，所以哪里都没有症状，但是已经属于晚期。这种情况通常后续进展也会比较快，预后比较差。此处再次重申：症状重的往往比较晚了，没有症状的不一定早。

老年人群中，肺癌总是被忽视

老年人各项身体机能逐渐衰弱退化，具体表现为：免疫力减低、自身修复能力衰退、各个脏器功能退化、存在

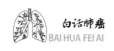

基础慢性疾病。基于这些不可抗拒的因素，下面我们对老年肺癌的临床特点详细说明：

1. 老年肺癌多伴有其他多种基础疾病：心脑血管疾病、慢性支气管炎、肺气肿、糖尿病、前列腺增生等。在制定治疗方案时需要兼顾全身各个情况，综合治疗。

2. 老年患者易患恶液质：患者进食量少、基础代谢率低、抗病能力低，而肿瘤组织代谢旺盛，致使身体消耗增加，影响系统的规范治疗。

3. 老年肺癌易误诊：由于其他病情的掩盖、肺癌的临床表现不典型、患者全身情况差以及老年人反应迟钝、疼痛阈值较高，肺癌易被忽视。

4. 老年人肺癌常见多发原发肿瘤：接触外界各种致癌因子时间长，或与第一种肿瘤治疗因素本身的诱导有关，老年患者有时可同时出现几个部位的肿瘤，容易忽视肺癌的出现。

5. 老年人的癌前病变易突变为癌：由于老年脏器衰弱、免疫功能低下，良性病变易被致癌因素诱发突变，因此，定期复查、治疗癌前病变更为重要。

6. 老年患者因体弱、免疫功能低下、血液黏稠度高、继发感染败血症发生率较高，因而发生播散性血管内凝血的发病率高。

诊断肺癌，定性分期一起来

临床诊断是初判，病理诊断出定论

说到肺癌的诊断，首先要明确"诊断"的概念。"诊断"通常分为"临床诊断"和"病理诊断"。临床诊断指的是医生根据患者的症状、体征、辅助检查结果以及年龄、性别、既往病史、家族史、生活习惯等背景情况，对患者的病情做出思考后的判断，这个"临床诊断"不是最终诊断，也不是绝对准确的诊断。尤其是对于一些不典型病例，临床上甚至难以做出诊断，可能需要进一步观察，或者做一些尝试性的治疗，才能明确。而"病理诊断"则通常是对于疑似肿瘤的病灶，采取某些检查手段取得了病灶的组织标本，进行病理活检（所谓病理活检，就是把标本制成切片用显微镜观察病灶细胞的形态），这样确定病灶的细胞

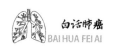
到底是什么细胞，就是"病理诊断"，这就是最终诊断，或者说最准确的诊断。所以，这里我们必须要明确，如果要诊断癌症，那么必须是"病理诊断"，这是金标准，也是唯一标准。反过来说，如果没有病理，那么就不能真正诊断癌症，一切的"临床诊断"都只是猜测和估计，不能定论。

其次，对于疑似肺癌病例的诊断，总体来说分为两方面：性质诊断、分期诊断。性质诊断，指的是这个疑似肺癌的病灶，到底是什么性质，到底是不是肺癌，是哪种肺癌。这个还要再分为临床诊断和病理诊断：在得到组织活检之前，医生根据患者的症状、体征、辅助检查（包括影像学检查、显示的病灶的形态、特性以及血液肿瘤标记物，等等），以及家族史、吸烟史、年龄等等各方面综合判断，都属于临床诊断；而在支气管镜、肺穿刺或手术后取得病灶组织后，方可获得病理诊断。另一方面，对于分期诊断也是同样，在手术之前，临床主要通过影像学筛查全身，可以得到患者的临床分期，这主要是区分患者有没有出现远端转移，是不是晚期，也就是前文中反复提到的 TNM 分期中的 M 分期，以此来决定患者是否有机会进行手术治疗，至于 T 分期和 N 分期，则在手术之前很难准确诊断。所以，要得到准确的 TNM 分期，则是在手术充分清扫淋巴结之后，得到的病理 TNM 分期，才是相对准确的分期诊断。

全身筛查判断分期，依此制定治疗方案

对于刚刚由胸部 CT 发现肺部病变疑似肺癌的患者，下一步需要做全身筛查，明确其他部位是否存在转移灶，从而判断分期。这就是与性质诊断并重的分期诊断，此时通过全身筛查得到的临床分期，就是我们决定下一步治疗方案的最重要的依据。

全身筛查主要包括头部、腹部、全身骨骼，所对应的检查通常是头颅 MRI、腹部超声、全身骨扫描。如果这些检查发现了别的地方已经有了转移灶，那么基本上也就同时证实了肺上的病灶真的是癌，而且已经处于晚期，因为别的良性病通常是不会出现转移的；反之，如果全身筛查没有发现其他病灶，那么患者肺部的病灶性质就仍然不能确定，但我们能确定的是他肯定不是晚期，还有手术机会，这就是全身筛查、判断分期的主要意义。

对于经济条件较好的疑似肺癌患者，我们推荐行 PET-CT 来进行全身筛查，这是目前对于肺癌患者最好的全身检查。它可以在 CT 扫描病灶位置、形态的基础上，得到较为准确的定性判断，也就是初步判断病灶是良性还是恶性，对于病灶附近肿大淋巴结的性质判断具有重要意义。

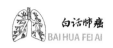

临床疑似？四种方法取病理

患者或者家属经常会反复确认一个问题：真的是癌吗？我想大家主要问的是对于病灶性质的诊断，那我就从临床诊断和病理诊断两方面来说。

1. 临床诊断：首先要明确，临床诊断不是绝对的，只是根据各方面的线索得到的一个主观判断，或者更准确地说，临床诊断肺癌就是医生认为这个患者肺部的这个病灶，是肺癌的可能性最大。然后，我们来看看医生通常都会根据什么线索，来判断患者的病灶疑似肺癌呢？

（1）症状、体征：通常在肿瘤长到很大之前，患者都不会有明显的症状和体征。当肿瘤对周围重要组织产生了侵犯、压迫、堵塞之后，会出现相应的症状，如咯血、胸闷、刺激性干咳，等等。

（2）辅助检查：①影像学检查，主要是胸部 CT，可见肺部不规则软组织密度病灶，病灶具有一定的形状特点，如分叶状、毛刺征、胸膜牵拉，或者数月内病灶有明显进展，等等，同时还可伴有肺门或纵隔淋巴结肿大（如图 12 所示）。经济条件好的患者可以行 PET-CT 检查，在 CT（以密度差异成像）显示病灶位置、形状的基础上，还能初步判断病灶的良恶性。判断原理为：通过使患者摄

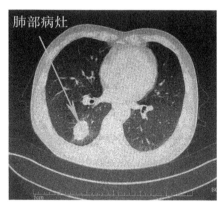

图 12　肺癌患者的胸部 CT

入已用放射性同位素标记的葡萄糖，再对该葡萄糖代谢后产生的正电子与负电子结合产生的伽马射线进行采集，从而看到病灶组织的葡萄糖代谢水平，如果明显高于正常组织的葡萄糖代谢水平，则提示恶性肿瘤。②血液肿瘤标记物，如有多项显著增高，提示肿瘤可能性大。

（3）患者的年龄、家族史、吸烟史、现病史，等等，这些背景情况中存在的高危因素，如吸烟史、肿瘤家族史、规范抗感染治疗无效等情况，在临床诊断中同样具有非常重要的参考价值。

2. 病理诊断：病理检查，就是常说的"活体组织检查"。通过各种方式取得疑似肿瘤病灶的活体组织，送到

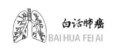

病理科，进行固定、包埋、切片，再按具体情况进行必要的免疫组化染色，最后用显微镜来辨认组织的类型，得到的就是"病理诊断"。下面我们来介绍一下取得活体组织的常用方法：

（1）痰脱落细胞检查：这是肺癌诊断简单易行的重要方法之一，痰液中查到脱落的癌细胞，阳性率可达60%～80%。但是要注意痰标本的质量，一般要求是晨起第一口深咳痰，要连续查3天以上。

（2）支气管镜检查：对于疑似中心型肺癌的患者（关于肺癌分类，见第一章），CT可见病灶位于肺门附近，可疑侵犯主支气管或肺叶支气管，则需要行支气管镜检查，探查病灶是否侵犯支气管管腔，如能看到病变黏膜，则可以用小活检钳取得活检组织。

（3）CT引导下肺穿刺：对于疑似周围型肺癌的患者，CT可见病灶距肺门较远，距体表较近，而病灶又相对较大，那么可以考虑行CT引导下经皮肺穿刺。此方法依靠CT定位，局部麻醉，使用穿刺活检针从表皮进入胸腔，再刺入肺的病变部位，取得活检组织。此操作存在一定风险，并发症主要包括：气胸20%～35%（其中约1/4需处理），小量咯血3%，发热1.3%，空气栓塞0.5%，针道种植0.02%。（百分比表示发生率）

（4）手术切除病灶：对于临床考虑肺癌可能性极大，具有手术指征，但尚无病理诊断的患者（支气管镜和肺穿刺均不适用），可直接行手术切除病灶。对于可以局部楔形切除病灶的患者，可先行局部切除，等待术中快速冰冻病理，决定是否要根治性切除肺叶；对于无法行局部楔形切除的患者，可考虑直接行根治性肺叶切除术。另外还有一些特殊情况，可能会在明知无法根治的情况下行局部楔形切除术，取得活体组织，以期待明确病理以及进行基因检测，指导下一步化疗及靶向用药。

X 线在诊断中被弃用，有理有据

胸部 X 线检查，也就是常说的"胸片"，是最传统最便宜的筛查肺部病变的检查，在 CT 逐渐普及之后，胸片基本被胸部 CT 取代。以往，因为位于肺门、心膈角、心脏后方等位置的病变容易被遗漏，所以检查时通常需要拍摄正、侧位胸片。但即使是这样，胸片的分辨率还是非常有限，对于直径小于 2cm 的病变以及密度低于软组织密度的磨玻璃样病变难以清晰呈现，容易漏诊。多年来，国内外多项关于早期肺癌筛查的研究表明，以定期检查胸片和痰液细胞学作为早期筛查方法，对于降低目标人群的肺癌

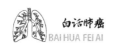

死亡率并没有明显效果。近年来随着 CT 的普及，临床开始研究和尝试使用 CT 早期筛查肺癌，结果表明，每年行胸部 CT 筛查，可以明显降低目标人群的肺癌死亡率。

简单介绍一下 CT，CT 指的是计算机体层扫描，成像的本质原理与 X 线相同，依靠组织的密度差异成像，再通过计算机将每个像素进行二维重建，形成一个一个的水平切面图像，这就是我们看到的 CT 片子上的一个一个小图。目前的高分辨 CT 的分辨率可以看到直径 1 ～ 2mm 的病变，是目前检查肺部最常用的影像学检查。

所以，胸部 X 线在对于肺癌的诊断中目前已经被基本弃用，从早期筛查开始，包括后续的诊断、复查、随访，总之，只要是想要明确肺部情况以及是否存在病变的患者，均应进行胸部 CT 检查。

肺磨玻璃样变，小病灶的纠结

磨玻璃样变指的是在 CT 片子中呈现出的肺部类似磨玻璃样质地的病灶。想说清楚到底磨玻璃样变的本质，我们先要详细介绍一下 CT 的成像原理。

CT 的成像原理是依机体组织的密度不同，呈现出来的颜色不同，以此来分辨相应组织的形态。密度越低的组织颜色越趋于黑色，如肺泡、气管管腔、胃泡、肠腔等空腔组织为空气密度，显纯黑色；密度越高的组织颜色越趋于白色，如骨骼、组织内钙化灶，呈亮白色；人体内的绝大多数组织器官的密度则在空气密度和骨骼密度之间，呈不同程度的灰色。但在同一张片子中，因人眼对颜色色差的分辨能力有限，如果按照从空气密度到骨骼密度这样从黑到白均匀呈现所有的组织差异，反而会使得有些需要区分的组织显示出的色差很微小，不利于阅片。所以在洗片子时我们会对每张片子上的灰阶范围进行调整，胸部 CT 的片子我们通常会出两套，一套叫作"肺窗"，一套叫作"纵隔窗"，如图 13 所示。

顾名思义，肺窗是为了更好地观察肺实质的情况，集

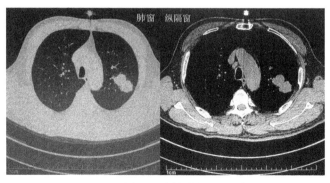

图 13　胸部 CT 中的肺窗和纵隔窗

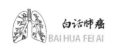

中呈现肺实质密度（也就是较低密度）附近的色差变化，在这种情况下，密度稍高一些的组织，则已经显影为白色，比如肺部感染的炎性渗出、肺部肿瘤、心脏、血管，等等，全都像骨头一样呈现白色。纵隔窗则是为了更好地观察纵隔内的心脏、血管、食管、淋巴结等组织的情况，集中呈现软组织密度附近的色差变化，在这种情况下，软组织密度的组织呈现深浅不一的灰色，阅片时可以在一定程度上区分他们的密度是否均匀，而对于密度较低，接近肺实质密度的组织则都像空气一样呈现黑色。

　　基于以上基本知识，我们再说什么是磨玻璃样。磨玻璃样变指的是在肺窗上能够看到的肺组织中局限性的淡淡的白色片状影，而在纵隔窗上该病变则不能特殊显影，与周围肺组织同样呈现黑色，如图 14 所示。

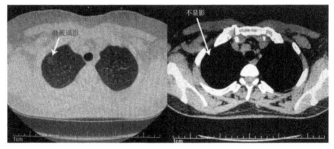

图 14　磨玻璃影在肺窗显影，在纵隔窗不显影

这样的显影特点提示磨玻璃样变病灶的密度与正常肺组织密度非常接近，病变性质可能是轻微的炎性渗出，也可能是很早期的肺癌，临床中最初发现时通常难以直接鉴别，需要定期复查胸部 CT 观察病灶是否变化。如果发现病变范围扩大，则应手术切除。对于有癌症家族史或血液肿瘤标记物明显升高的患者，则需更加提高警惕，复查周期适当缩小。需要注意的是，有些磨玻璃样变病灶内部可有纵隔窗上可以显灰色的软组织密度实心，在复查时除了对比整个病变范围是否扩大之外，还需要对比软组织实心的范围是否扩大，如果扩大，同样应手术切除。

MRI 检查，一般不看肺

MRI 指的是磁共振成像检查，成像原理与 CT 依靠密度差异成像不同。在检查肺部情况以及需要明确肺部疾病时，通常不会让患者做 MRI 检查。为什么？首先我们来看 MRI 的成像原理：组织内的 H 质子在磁场中被激发产生共振效应，在停止激发后出现弛豫过程，同时释放微弱电信号，对该信号进行空间扫描，按不同组织释放信号的强弱差异和时间差异而成像。而肺泡组织中 H 质子密度很低，难以出现好的信号差异；而且由于呼吸运动，肺组织

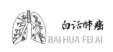

无法长时间静止等待 H 质子的弛豫时间，所以在临床中对于肺部病变的检查基本不会用到 MRI。

那么，MRI 适用于检查哪里呢？通常最常用 MRI 检查的器官包括：脑组织、脊髓、鼻咽部、骨骼、关节等软组织种类较多的部位。所以在疑似肺癌患者进行全身筛查时，可以行头颅 MRI 检查颅内是否有转移灶。当全身骨扫描提示有可疑骨转移灶的部位，可查增强 MRI 予以明确。

支气管镜检查，这个类型的肺癌要做

支气管镜检查与胃镜类似，属于内镜类检查，检查时先予以鼻腔内、咽喉处局部麻醉（对于过于敏感、难以耐受的患者，也可以进行全麻），再将支气管镜从鼻孔经声门置入气管，最深可探查到肺段支气管开口处。对于 CT 提示病变位于肺门附近，疑似中心型肺癌的患者，均应行支气管镜检查，目的为：

1. 从管腔内明确病变是否侵犯肺叶支气管，具体侵犯范围，这将直接决定后续可能进行的肺叶切除术的安全切除范围。

2. 如能够看到病变部位的黏膜异常，则可以尝试在镜下使用活检钳抓取病变组织；如果镜下无法直接看到病变侵犯，但从影像学检查可以看到病变确实位于肺门，可使用超声支气管镜于腔内向腔外穿刺取得病变组织，这都是为了明确病理诊断，为制定进一步治疗方案提供依据。

支气管镜、CT、MRI，按需行之

通常患者在早期筛查，或者出现呼吸系统相关症状到医院就诊时，先需要做胸部 CT 检查，明确肺部是否存在病变。当 CT 发现肺部有疑似肿瘤病变时，则根据具体情况进一步检查：如果病变位于肺门附近，考虑中心型肺癌，那么则需要行支气管镜检查，明确管腔内病变情况，并尝试取组织活检，进行病理诊断；如果病变距肺门较远，则一般不需行支气管镜检查。同时，对疑似肺癌患者要明确临床分期，需要筛查全身，如果不做 PET-CT，那么头部及必要的骨关节处需要行 MRI 检查，明确是否存在远处转移灶。

所以，这三种检查各有各的意义，各有各的针对性，按需行之。

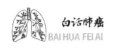
浸润癌与发现的早晚相关

严格来说，所有的"癌"都是呈浸润性生长的，那么为什么会有所谓的"非浸润癌"呢？因为有些患者发现肿瘤较早，治疗积极，切除病灶之后病理科在观察标本时发现病灶组织的细胞虽然已经癌变，但还没有来得及侵犯周围组织，甚至连肿瘤起始部位的黏膜层都没有突破。这种情况，在病理分期中我们将其称为"原位癌"，也就是 T 分期中的 Tis 期，也就是所谓的"非浸润癌"（TNM 分期为 0 期）。如果病理检查发现肿瘤已经突破黏膜层，向外侵犯，即称为"浸润性癌"（TNM Ⅰ 期及以后均为浸润性癌）。所以，简单地说，"非浸润癌"，也就是"原位癌"，可以视为最早期的癌，如及时发现、治疗，预后很好。反之，如未能及时发现，则会进展为"浸润性癌"。

例如，我们在前文介绍肺腺癌时，提到了从前的"细支气管肺泡癌"，现在改称"原位腺癌"。此类肺癌的特点：与微浸润腺癌、浸润性腺癌同样来源于肺泡Ⅱ型细胞或细支气管黏膜中的 Clara 细胞，分化程度高，仍保持肺泡组织结构，未侵犯周围组织，生长缓慢，直径小于3cm。不难看出，"细支气管肺泡癌"与"腺癌"同源，是"腺癌"的"原位癌"阶段，所以改称"原位腺癌"更为恰当。

血常规检查的意义超乎想象

在诊断肺癌的过程中，血常规并不能作为有意义的诊断依据，通常临床中我们给肺癌或疑似肺癌的患者检查血常规，主要是为了监测一些反映身体基础情况的指标：

1. 患有恶性肿瘤的患者常常会由于肿瘤消耗而引起营养不良，严重者可能出现贫血。血常规中的红细胞计数和血红蛋白浓度，可以反映患者的营养情况。

2. 肺癌患者如果肿瘤引起支气管的压迫、堵塞，则可能导致远端肺不张、肺部感染，此时往往会出现白细胞、嗜中性粒细胞升高。所以，检查血常规还可以评估患者是否存在肺部感染。

3. 恶性肿瘤患者往往会出现血小板升高，也就是血液高凝状态，这会加重患者血管内血栓生成，增加急性心脑血管事件的风险。所以，检查血常规还有助于评估此类风险发生的可能性。

4. 在肺癌手术、化疗和放疗前，需要进行血常规检查，以确定患者的身体条件是否符合治疗标准。

5. 肺癌患者手术后要间断监测血常规，来判断患者术后情况，是否存在出血、感染，以便及时处理。

6. 放、化疗以及靶向治疗等辅助治疗患者均应规律监

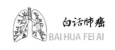

测血常规，如出现骨髓抑制，要及时对症处理。

虽然血常规检查不能直接诊断肺癌，但是不能忽视血常规检查在肺癌诊断和治疗中的作用，往往最简单的检查可能发现隐藏其后的复杂问题。

异常软组织密度影，鉴别之后方能确诊

之前已经说过，肺癌患者缺乏特异性症状，常见的咳嗽、痰中带血、胸痛等症状，在肺炎、气管炎、慢性支气管炎、肺结核、支气管扩张等各种呼吸系统疾病中均有可能出现，当然，各个疾病有其相应的典型表现：比如肺炎往往会伴有高烧；气管炎往往是急性发病、咳嗽不止、咳黏痰；慢性支气管炎常于每年秋冬季规律发作；肺结核常伴有盗汗、午后低热；支气管扩张患者常有既往反复肺部感染史，等等。肺癌的所谓"特异性症状"为刺激性干咳、痰中带血，同时可伴低热、体重下降。但在临床工作中，以上这些各类典型症状其实只占相应疾病的一小部分，更多的患者是不典型病例，所以单凭症状表现对原发病进行鉴别，往往是非常困难的。

辅助检查，最基本的就是胸部 CT，如果 CT 显示肺部存在异常软组织密度影（结节、团块、肿物、占位等措

辞均为此意，只是因病灶大小、形态、个人习惯而选择用词)，但肿瘤标记物没有明显升高，那么就属于疑似肺癌病例，需要谨慎判断该病灶的性质。需要鉴别的疾病主要有肺结核、肺脓肿、肺错构瘤、炎性假瘤、各类癌前病变、巨大淋巴细胞增生症，等等。

鉴别依据首先是病灶的形态，肺癌通常表现为分叶状、向周围浸润性生长形成的毛刺征、对周围血管或胸膜产生牵拉，有时内部可有空洞。肺结核球是最容易与肺结核混淆的肺部病变，结核球通常为类圆形，有时存在卫星灶，结合相关的病原学检查可以辅助诊断，但最终诊断往往要待术后病理才能明确。其余种类的肺结核，如原发性肺结核、粟粒型肺结核等均有其特征性表现，比较容易鉴别。肺脓肿则通常呈空洞表现，内可见液平面。肺错构瘤往往边缘较为光滑，无明显毛刺征。其他类型病变，如癌前病变、炎性假瘤、巨大淋巴结增生症等均无典型形态表现，临床无法明确判断，手术切除后才能明确病理诊断。

经济条件好的患者可行 PET-CT，通过检测病灶的葡萄糖代谢水平来判断病灶是否恶性肿瘤，但也有少数情况，病灶细胞代谢水平仅稍高于正常组织，仍不能在肺癌、结核、感染中做出判断。此类不典型病例，临床难以明确诊断，如果患者有明确的癌症家族史，或血液肿瘤标

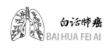

记物中多项明显升高，或定期复查见病灶出现进展，或经验性足量抗感染治疗后复查病灶没有明显变化，则应考虑手术切除。

Chapter 5 • 第5章

积极治疗，用承受换长寿

小结节，大纠结

从治疗的角度来说，肺部性质待定的小结节——广义的"癌前病变"的治疗原则应当是积极手术切除。但是，在临床工作中，我们面临的实际情况通常是在切除之前无法明确病变的性质。目前的临床检查手段以影像学为主，CT 检查提示患者肺部存在软组织影，我们只能根据形态特征来判断病变性质，对于比较小的病灶，形态特征尚不明显，更加难以鉴别。也就是说，这一个小病灶，有可能是良性病变（炎性假瘤、错构瘤、结核球，等等），有可能是癌前病变（鳞状上皮不典型增生、腺瘤样不典型增生，等等），也有可能已经癌变，这就使我们在选择手术方式上陷入了纠结。因为对于尚未癌变的病灶，应该采用局部

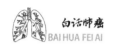
楔形切除术，只切除病灶这一小块儿就可以了；而对于已经癌变的病灶，则应该采用肺癌根治术，也就是病灶所在的肺叶切除＋淋巴结清扫。那么，在此时尚未明确病灶性质的情况下，我们要如何制定治疗方案？

我们认为：

只要大小在 1cm 左右，位置相对比较表浅，可以局部切除的病灶，应积极局部切除，术中快速明确病理，如果病理提示为良性病变或癌前病变，则局部切除足矣，局部切除后就相当于治愈了。若病理提示已经癌变，则应继续行肺癌根治术，也就是肺叶切除术。

对于非常微小的病灶（1cm 以下），则可以暂时观察，1～2 个月复查胸部 CT，如果病灶增大，则高度提示恶性，若病灶无明显变化，则继续观察，复查的间隔可以逐渐拉大至半年，持续监测。

如果病灶大于 1cm，但位于比较深的位置，难以局部切除，则建议行 PET-CT 明确病变性质，指导治疗：如 PET 提示病灶恶性可能性大，则应积极行肺癌根治术；如果 PET 提示病灶代谢无明显增高，则可暂时观察，定期复查 CT；如果 PET 提示病灶代谢轻度升高，无法鉴别良恶性，则应综合考虑患者其他情况，如家族史、肿瘤标记物、经验性抗感染治疗效果等，来决定是否手术。

多种治疗方法，选择你最适合的

　　肺癌的治疗方法主要包括手术、化疗、放疗、靶向治疗，这四种是目前最主流、最成熟的治疗方法，以下对其进行简要介绍。另外，伽马刀、射波刀等新出现的治疗方法，我们在最后予以简单说明。

　　1. 手术：外科手术治疗仍然是迄今为止肺癌的首选治疗方法，凡是肿瘤尚未出现远端转移（或仅出现单发转移），并且术前评估未见明显手术禁忌的患者，均应积极手术治疗，标准手术方式为"肺癌根治术"，即肺叶切除术＋淋巴结清扫，旨在尽最大可能将癌细胞清理干净。

　　2. 化疗：化疗是指用化学药物进行全身性治疗。传统的化疗一般采用静脉输液方式，使药物随血液到达全身，杀死肿瘤细胞。化疗药物多种多样，具体作用机理不同，但总体方向基本为细胞毒作用，也就是针对性杀死体内增生最活跃的细胞——癌细胞，但同时，体内其他一些增生比较活跃的细胞也会受到影响，如消化道、骨髓，所以我们最常见的化疗副作用就是恶心、呕吐、骨髓抑制，原因就在于此。通过大量的实验和数据，我们的化疗药物在不断更新，更加具有针对性，不同的药物侧重于治疗相应类型的肿瘤。有数据显示，目前肺癌化疗的总体有效率约

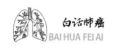

为 50% 左右。需要注意的是，此处所说的有效，是指化疗 2 个周期后，能够控制住肿瘤体积无明显进展，即认为化疗有效。化疗主要用于术后患者的巩固预防治疗，或诊断时已经全身转移的晚期患者的姑息治疗，或尚未远端转移但局部病灶难以直接切除的患者的术前新辅助治疗。目前最新的研究发现，对于肺癌术后的患者，无论处于何种分期，接受辅助化疗都能改善预后。

3. 放疗：放疗是指用物理射线对肿瘤局部进行照射，从而杀死肿瘤细胞。放疗通常都是每天一次，选择适当的每天剂量，使得射线对肿瘤细胞杀伤效果基本满意，对正常细胞的杀伤效果相对较小，这样在休息 1 天后，正常组织细胞基本能够恢复，如此循环至足够的累积剂量，达到满意的治疗效果。放疗主要用于无法手术的患者，或手术中未完全切除，存在残留病灶的患者的局部治疗。另外需要注意的是，对于颅内存在转移灶的患者，放疗是首选治疗，因为静脉输注的化疗药物无法通过血脑屏障进入脑组织。放疗还有一个比较特殊的应用，是对于病理诊断肺小细胞癌的患者，即使尚无明确的颅内转移，也建议在化疗若干周期控制病灶进展后，行头部的预防性放疗，可降低后续颅内转移的发生率，延长患者生存时间。

4. 靶向治疗：主要指分子／基因靶向治疗药物，此类药物的作用靶点通常为癌细胞代谢过程中的重要基因或分子，与其进行特异性反应，影响其活性，从而抑制肿瘤的正常生长。靶向药物通常是口服制剂，作用于全身（可通过血脑屏障，对颅内病灶同样有效），使用简便，不良反应相对传统化疗药物较小，可以认为是"升级版的化疗"。需要注意的是，很多靶向药物并不是对所有患者都适用，只是在肺腺癌患者中特定基因位点存在突变的患者，才有比较大的概率对靶向药物敏感，其余患者对靶向药物的敏感率极低。另外一些抑制血管生成的靶向药物虽然不需要做基因检测，但他的效果仅仅是抑制血管生成，影响瘤体的供血，并不能直接杀死肿瘤细胞，所以单药治疗的效果有限，通常需要与传统的细胞毒性药物联合使用。

目前靶向治疗已经成为治疗晚期肺癌的热点，非小细胞肺癌的任何阶段患者，只要明确了致癌靶点，靶向治疗都是首选的治疗方案，因为它比较精准地作用于肿瘤细胞，对正常细胞影响少，毒性和不良反应之小也都是放、化疗所无可比拟的。因此为了更好地治疗，我们需要更好的基因筛选方法，更多的肺癌致病基因和靶向药物有待继续发现。

5. 伽马刀、射波刀：伽马刀和射波刀实际上都是放疗的升级版，伽马刀是指用伽马射线，立体定位放射治疗，比传统的放疗更加精准，对周围正常组织的不良反应

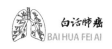
更小，照射范围的界限就像刀切的一样清楚，故称"伽马刀"。射波刀是更进一步的升级，使用体层定位，照射过程中射线还可以随人体的生理活动（呼吸运动）而移动，追踪病灶，达到更精准的治疗。但再精准的放疗，目前也没能达到与手术相当的治疗效果，主要原因在于放疗无法进行淋巴结清扫，这必然使得治疗后的复发转移率高于手术治疗，所以，有人提出所谓"放疗可以代替手术"的类似观点，目前还是不符合实际情况的。

抗癌后起之秀——免疫治疗

目前为止，肺癌的治疗仍然以手术、化疗、放疗这三大类为主（靶向药物可认为是升级版的化疗），并没有全新的可以被认为是第四类治疗方式的新疗法出现。各项基础及临床研究，新手术方式的尝试，新药物的开发，新放疗设备的发展，都仅算作是对以往治疗的改进和升级，在治疗效果上仅仅是有一定的统计学优化，并没有质的改变。这些比较新的治疗主要包括各类靶向药物和伽马刀、射波刀等放疗设备，这在前文已有叙述，此处不再重复。下面简单选取几个最新的研究成果简要介绍：

1. AZD9291：2015年11月13日，美国食品药品监督管

理局(FDA)批准了阿斯利康公司的Tagrisso(Osimertinib,
AZD9291) 上市。AZD9291 的商品名是 Tagrisso 塔格瑞
斯，通用名叫 Osimertinib。AZD9291 是一种口服、不可
逆的第三代 EGFR 抑制剂（EGFR-TKI），临床前模型研
究有显著效果，该药对已有 EGFR-TKI 有抗性和 T790M
突变的 NSCLC 患者有较佳的治疗效果，它是治疗晚期非
小细胞肺癌的第三代 TKI 类靶向药物。

　　2.PD-1、PD-L1 单抗：以往在非小细胞肺癌治疗
中，肺腺癌有很多驱动基因治疗下的靶向治疗，肺鳞癌还
没有开发出更好的驱动基因指导下的靶向治疗，而在免疫
治疗中，肺鳞癌首先取得了一些突破。肿瘤免疫环境的调
解剂 PD-1、PD-L1 单抗能够调整肿瘤局部的免疫状态，
改变肿瘤导致的免疫抑制状态，在一线化疗治疗失败的患
者身上，这种免疫治疗的有效率仍能达到 30% 以上，远远
高于以往常规手段 10% 的有效率，有效率提升 3 倍甚至更
多。免疫治疗目前被认为是肿瘤治疗的后起之秀，未来具
有广阔前景。

为患者最大限度受益，我们想方设法

　　肺癌的治疗效果主要取决于诊断时的分期，这是制

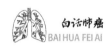

定治疗方案以及预测治疗效果的最根本依据。下面我们在TNM分期的基础上，再说几点更加具体的会影响治疗效果的因素。

1. 对于可以接受手术治疗的患者，切除范围、淋巴结清扫、术后化疗是主要的影响预后因素。

（1）手术的肺切除范围应当为肺叶切除。如果切除范围不够，如肺段切除或局部楔形切除，都将提高复发风险；而如果扩大切除范围，并不能更加降低复发率，所以肺叶切除是标准的肺癌根治术的切除范围。

（2）淋巴结清扫则是在切除肺部原发灶的基础上，将局部淋巴结转移的癌细胞清除干净的关键步骤。是否能成功的谨慎、全面、彻底地清扫各组淋巴结，对患者术后的复发风险，至关重要。此处特别强调一点，对于肺癌的手术治疗，最重要的目的是将癌细胞清理干净，包括原发灶的切除和淋巴结的彻底清扫，在这个基础上，再谈是否可以小切口，是否可以微创胸腔镜。切忌单纯地追求所谓"微创"这种表面工程，而降低了清扫癌细胞的追求，这是本末倒置，是舍西瓜抱芝麻。对于癌症病人最重要的是术后生存，多几个月是几个月，多一年是一年，切口大小、美观与否，则完全是细枝末节。

（3）术后规律化疗。有大样本量的临床试验证据表明，所有肺癌术后的患者，无论是 TNM Ⅰ、Ⅱ、Ⅲ 期，术后规律化疗都能够明显降低术后的复发率，延长生存期。

2. 对于因各种原因，无法接受手术治疗的患者，那么只能行姑息性放、化疗或靶向治疗，这些辅助治疗本身的疗效就具有相当的不确定性，同时还伴有或轻或重的副作用。我们在治疗过程中能够把握的环节主要有以下几个：

（1）严格按照规定剂量治疗。放疗有放疗的剂量，药物有药物的标准剂量，不能剂量不够，但更不能过量。过量治疗可产生严重的副作用，使患者体质严重受损，导致病情迅速恶化甚至致命。

（2）对患者的基础状况提供最大限度的支持。这主要包括患者的营养情况，以及治疗所产生的毒副作用。肿瘤患者本身就容易因肿瘤的消耗而出现营养不良，在治疗后如果出现消化道不适反应影响进食，就会进一步加重营养不良，这时就需要对患者进行及时足量的营养支持，按需选择肠内营养或肠外营养，使患者能够有充足的体力和免疫力来支持长期的治疗，更好地与肿瘤抗争。很多患者及家属都有类似疑问：如何评估患者营养状况，每天吃了这么多，是够还是不够？这里我们介绍一下，临床中我们判断患者的营养状况常用的参考指标主要是血常规中的血红蛋白，和血生化里的白蛋白，除此之外，更加简明直接

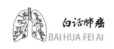

的指标就是患者的体重。我们在工作中总是会叮嘱肺癌患者一定要好好吃饭，争取能胖上几斤，意义就在此。另外就是对于患者因治疗产生的毒副反应，给予充分的对症治疗。如缓解呕吐、缓解骨髓抑制、止疼、治疗放射性肺炎，等等。这同样是为了患者能够更好地坚持治疗，延长生命。

最后说明一下，以上所说均为临床可以采取的具体措施，我们可以称之为"外因"，而还有一些因素是我们无法控制或做出努力的，那就是肿瘤本身的"内因"。比如肿瘤本身的病理类型、分化程度、是否容易转移、是否增生活跃、对放化疗是否敏感，等等，这些具体的"内因"都是我们无能为力的，我们能做的只是在"外因"中尽我们最大的努力，使每一个患者最大限度地受益。

能否手术要看客观指标，主观感觉没有用

首先，我们要说清手术治疗的含义，肺癌的手术治疗通常指的是"肺癌根治术"，也就是肺叶切除术＋淋巴结清扫，这仍然是目前唯一有可能将肺癌治愈的治疗方法。这里需要说明，有些中心型肺癌的瘤体过于靠近肺门，侵犯主支气管或肺叶支气管或肺门处血管，这就意味着肿瘤并不是只局限在单独肺叶内，这时就要依具体情况决定手术切除范围，如袖式切除、联合肺叶切除或一侧全肺切除，甚至于同时根治性切除已经侵犯的临近组织或器官（如心包、胸膜等），此时这些手术方式都可被视为"肺癌根治术"。但临床中并不是所有的患者都适合接受肺癌根治术，对于不适合接受肺癌根治术的患者，有时可以接受肺部肿物（结节）局部切除手术，虽然不能达到与肺癌根治术相同的治疗效果，但可以很大限度地减轻瘤负荷，并且能够取得完整病灶组织，明确病理。以下我们分别说明这两种手术各自的适应证：

1. 肺癌根治术：临床 TNM 分期为Ⅰ期、Ⅱ期、Ⅲa 期的非小细胞肺癌；临床分期为 TNM Ⅰ期、Ⅱ期的小细胞肺癌；虽然临床 TNM 分期已属晚期，但患者出现无法控制的肺部并发炎症导致低氧血症，或伴有不能控制的咯血，可行肺叶切除术缓解症状，但不需淋巴结清扫，这种情况并不能算是严格的"根治术"。

2. 局部切除术：①临床病理诊断尚不明确的肺部软组织阴影，根据病史、查体、辅助检查等综合判断，考虑存在恶性可能时，应积极手术探查、局部切除。一方面可以明确病理，去除病变、减轻患者的思想负担，利大于弊毋庸置疑。另一方面，在局部切除术中，可以肉眼观察肿物

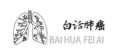

形态学特点与快速冰冻病理联合判断病灶的病理性质，如果能够初步诊断为恶性，可直接转为肺癌根治术。②虽然出现远处转移，属于晚期，但病灶数量较少，难以通过支气管镜、肺穿刺、淋巴结活检等简便手段取得病灶组织明确病理，那么可以行肺部病灶局部切除术，主要为了明确病理诊断，指导下一步全身治疗选择用药。

提醒大家一点，以上所述仅仅是从肺癌病情的角度来划定的手术适应证，但在真正决定一个患者是否能够接受手术治疗时，我们还要对其进行身体基本状况进行检查，评估患者是否能够耐受全麻手术。这主要包括心肺功能、肝肾功能、营养情况等等，这些标准在所有外科手术中大致都是相似的，我们肺部手术比较特殊的一点就是对患者的肺功能要求，要求在手术切除部分肺组织后还能够有足够的肺功能维持患者日常生活的供氧需要。有时一些情况较差、基础病较多的患者术前还需要麻醉科及其他专科予以评估，才能决定是否可以耐受手术。

这里我们特别强调一点，评估患者是否适合手术治疗，我们全都是要依照客观检查结果来判断的。一些患者或家属常见的顾虑，如所谓的"高龄""体弱"并不是手术的绝对禁忌。临床中我们有一系列的客观检查和指标来进行评估，一切用数据说话，只要各项指标都能达标，那么就说明患者适合手术治疗，并没有明显的额外附加风险。反过来说，如果患者的检查指标存在明显手术禁忌，那么即使他年轻、爱运动、体力好，等等，这些都没有用，客观地说，他就是不适合手术治疗。

术前准备要点：管理呼吸道

肺癌术前的准备工作较多，主要是术前检查需要全面完善，确定患者无远处转移，无手术禁忌。还有，对于一些患者兼有基础慢性病如高血压、糖尿病、肝肾功能不全等等，医生则需要调整用药控制病情稳定，才能手术。而这些工作均由医生主导把关，患者服从医嘱就好。真正需要患者及家属自行注意的主要就是一件事：管理呼吸道。这主要包括以下 3 方面：

1. 戒烟，最好超过 2 周，以缓解呼吸道的炎症，降低呼吸道的敏感性，以免麻醉刺激产生过多的痰液，影响插管和术后恢复。

2. 平时缺乏锻炼的患者，需要着重锻炼呼吸功能。可以通过加大运动量，如爬楼梯、快速走等活动，提高患者的肺活量及通气功能，提高患者的肺功能储备，使术后恢复更加顺利。指导患者学会深呼吸法，分别采用坐位练习

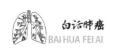
胸式深呼吸和平卧位练习腹式呼吸，每日 2 次或 3 次，每次 15min 左右。

3. 平时不常咳嗽、咳痰的患者，要练习用力深咳嗽，将肺深部的痰咳出来，这在术后恢复过程中是非常重要的。平时抽烟、经常咳嗽排痰的家属可以对患者进行指导，让患者学习有效的咳嗽方法：深吸气后，用胸腹部的力量做最大咳嗽，咳嗽的声音应以胸部振动而发出，每日练习 3 次，每次 20 次左右。广大读者一定要认识到术后咳嗽排痰对于预防肺不张、肺部感染的重要意义。

病情不适合手术，医患一起权衡利弊

对于一些手术条件不是很好的患者，或是 TNM 分期有些偏晚，或是由于病灶的位置不好导致手术难度较大，又或是由于自身基础情况较差导致手术风险较大……要在这些复杂的情况下做出决定，就没这么简单了，往往需要医生与家属反复沟通，陈述利弊，最终共同做出决定。

从逻辑上来说，不符合"适合手术"条件的患者，就都不适合手术治疗。下面我着重强调两种不适合手术治疗的情况：

1. 达不到手术预期想要达到的目的。这里所说的"手术"主要是指"肺癌根治术"，患者如果出现了远处转移，失去了彻底清除肿瘤的可能性，或者肿瘤虽然没有转移，但局部位置难以切除，手术风险较大，那么就不适合接受肺癌根治手术。至于姑息性的或者诊断性的肺局部切除术，或者先行新辅助化疗后再评估手术的风险，这些治疗方案的制定则要具体分析，需要与医生进行充分沟通，权衡利弊，做出决定。

2. 患者自身的基础情况难以耐受手术。这主要包括两个方面，一方面是本身存在难以控制的基础疾病，预期在麻醉手术过程中存在着较高的风险，如高血压、心脏相关疾病、脑梗病史等等。另一方面是患者的身体"储备"太过"贫瘠"，如自身的营养状况较差、肺功能较差，等等。这会导致患者术后的恢复比较困难，并发症难以控制，肺功能不能满足生活需要等严重后果。

在考虑完手术治疗的可能性后，对于不能手术的患者，我们只好采取药物治疗，主要指的就是化疗。关于化疗的适应证前文已经有所叙述，此处再做重复。化疗主要用于术后患者的巩固预防治疗，或诊断时已经全身转移的晚期患者的姑息治疗，或尚未远端转移但局部病灶难以直接切除的患者的术前新辅助治疗。

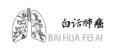

"根治"肺癌，选微创还是开胸有门道

治疗肺癌的手术方法，主要指的是肺癌根治术。对于不适合肺癌根治术的患者，有时还可以行肺局部切除术。这两种手术的区别主要在于切除范围不同，这也是手术最本质的区别，根源在于是否有可能将病灶清除干净，也就是是否有可能"根治"肺癌。这两种手术如何选择，已在上题中有所叙述，此处不再重复。

除了前文介绍的按切除范围对手术分类，还可以按手术方式分类——开胸／微创。微创手术指的就是胸腔镜手术，不需要像开胸那样切开10cm左右的切口暴露视野，只需要1cm的切口插入胸腔镜镜头，就可以更清楚地看到胸内的情况，再需要1个或2个操作孔插入器械，最大的孔径基本在4～5cm左右（至少要能取出切下的肺叶）。很多肺癌患者及家属觉得微创手术对病人创伤小，术后痛苦小，恢复快，强烈地追求"微创"，实际上这是不妥当的。

首先，我们要澄清几个误区：

1. 有很多患者及家属觉得，开胸要深入胸腔内，好像很恐怖，微创就不会这么恐怖。

2. 微创手术后患者疼痛较轻、恢复时间快。

下面我予以逐个解释：开胸手术和微创胸腔镜手术，

对于胸腔内肺部的操作、创伤，基本上是相同的，不难理解，微创胸腔镜我们也是要进入胸腔的，也是要切那个肺、那个瘤子的，所以，开胸和微创的区别，主要就在于表面胸壁的切口长度，长一些还是短一些，仅此而已。我们继续说，这个切口的长短，到底有什么影响呢，是不是微创的小切口就能让患者疼痛减轻一些，术后恢复快一些呢？客观地说，不是。在临床中，患者术后的疼痛因人而异，主要取决于患者自身对疼痛的敏感程度和耐受程度，与切口到底是 5cm 还是 10cm，无太大关系。而术后恢复，主要是看肺部手术操作的质量，以及患者自身的恢复能力，还有术后是否遵医嘱进行咳嗽排痰、下地活动……这些因素是影响患者术后恢复情况的主要因素，而胸壁上这个切口是 5cm 还是 10cm，对术后恢复的影响微乎其微。

说到这里患者不禁要问了，那微创手术除了切口小一些，比较美观之外，到底还有什么好处？我们说，这是问到点子上了，实际上，微创手术除了切口小一些比较美观之外，真就没有什么更明显的好处了。

所以，这里我们明确地提醒广大患者及家属，对于肺癌患者手术治疗，第一重要的永远是"能否最大限度地将病灶切干净"，当然切肺叶是最基本的，都能切的下来，所以手术质量的区别主要在于淋巴结的清扫。而各种微创

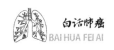
手术的应用，有一个最基本的前提：能够保证手术的完成质量不低于开胸手术。也就是说，对于瘤体较小，位置相对安全的周围型肺癌，纵隔淋巴结受累较少，胸腔内无明显粘连的手术，当然可以采用微创胸腔镜手术，这也是手术发展的趋势。但是，对于一些瘤体较大，位置比较靠近大血管的中央型肺癌，或可能存在较多较大淋巴结转移的患者，应该以手术质量为最重要的前提，这是影响病人术后复发率和生存时间最重要的因素，相比之下，切口是5cm还是10cm，美观不美观，是九牛一毛。

妊娠期患有肺癌，治疗即舍弃

发现肺癌基本都要依靠影像学检查，胸片或胸部CT（磁共振和超声都不适用于肺部检查），但孕妇通常都是绝对避免接触射线的，也就是说孕妇很难被发现肺部病变，更别说是癌症了。如果说确实出现了呼吸系统的疾病，在决策是否接受进一步检查，是否用药时都要考虑是否影响胎儿，是否要终止怀孕。如果照了CT，真的发现肺部肿物，孕妇多决定会放弃这次妊娠，后续按流程全力治疗肺部病变。

极少数会有孕期女性在未放弃妊娠的情况下诊治肺

癌，但总体预后都极差。这也说明胎儿和母体的健康在肺癌的治疗中很难同时兼顾。而且，由于这样的病例数量太少，医学界也很难制定出足够安全的诊疗指南。在诊断方面，目前认为在腹部受到保护下孕妇可以行胸部 CT 检查，但后续的全身筛查则很难保证对胎儿没有危害。在治疗方面，无论是有机会手术的孕妇，还是已属晚期无法手术的孕妇，在选择围手术期用药或化疗用药时都非常艰难，因为目前能够确定对胎儿安全的此类药物少之又少。

所以，综上所述，对于孕期发现疑似肺癌的患者，后续如何选择治疗方案，需要患者及家属与主治医生共同慎重商讨决定。

多病合并，分清主次

肺癌是癌症，是威胁生命的疾病，如果患者同时还有其他疾病，我觉得只要不是急症，不危及生命，就不能影响肺癌的治疗。能同时处理的可以与肺癌同时处理，如果需要按顺序治疗，那就应该排在后面，优先积极治疗癌症。

对于影响肺癌治疗的基础病，如高血压影响手术，营养不良影响化疗等类似情况，则需要尽快控制基础病，更好地治疗肺癌。如果该疾病治疗周期较长，则应该积极尝

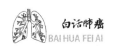
试其他治疗方法尽量暂时控制肺癌的进展，延长一线治疗窗口期。

如果患者合并的其他疾病只能维持，无法明显改善，该疾病又对肺癌的治疗有明确影响，那么就只好选择此患者能够接受的治疗方式治疗肺癌，这属于姑息性治疗，预后相对较差。

以上是肺癌合并其他疾病，临床医生和患者选择治疗方式的先后顺序和基本原则，其实就是根据病情，选择适当的治疗方式，是个体化治疗，不是一概而论。因此，需要家属、患者本人找有经验的胸外科医生、呼吸科医生、肿瘤科医生、放疗科医生、影像科医生及病理科医生共同协商，现在很多三甲医院都有肺癌会诊门诊，去那里可以寻求一个更合理的治疗方案，对患者的治疗和生存有益。

术后您所担心的情况都在这里

疑似肺癌的患者住在病房里，等待手术，患者本人及家属对于术后的情况、可能出现的困难、需要注意的问题，俩眼一抹黑，心中无比担心和焦虑。虽然术前医生都会进行术前谈话，护士术前也会进行流程化的宣教，但医生往往侧重的是术中的风险，手术方式的选择，护士的宣教往往过于程序化，难以做到全面细致，让家属真正明白。我要求我们科室的医生，在术前谈话时就连带着把术后的恢复过程、注意事项，向家属详细交代清楚，既能免除家属的焦虑，也能使家属在术后更好地配合我们进行术后恢复，督促患者更好地进行功能锻炼，可谓事半功倍。下面，我们就详细说说，术后您所担心的情况。

1. 术后疼痛。术后的疼痛是手术最常见也是无法避免的并发症，肺癌术后的疼痛主要包括两方面，切口创伤疼痛和引流管刺激疼痛。切口局部的疼痛容易理解，通常在手术当晚和术后第 1 天最为强烈，以后逐渐减轻，到术后 1 周左右基本可以耐受。在术后数月中可持续有局部的微弱隐痛，这与术中损伤到周围细小神经有关，不需过于担心。另外一种，引流管刺激疼痛，是由于术后留置的胸腔闭式引流管在胸腔内的被动活动，随机刺激到局部神经所致。这种疼痛的特点是变化突然，疼痛剧烈，发作时患者可能不敢呼吸，这种情况只需暂时给予较强的镇痛药物即可，随着后续的活动，引流管只要避开刺激神经，疼痛随即缓解。

2. 术后发热。术后 1 ～ 3 天的低热属于正常的术后吸收热，是因为手术创面的炎症反应发热，一般在 3 天之后会逐渐缓解。如果到了术后第 4 天以后，患者体温不降反

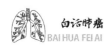
升，那么往往提示存在细菌感染，此时查血常规往往显示白细胞升高。如果出现了细菌感染，那么常见的原因及处理方法如下：

（1）深静脉置管，只需及时拔除即可。

（2）切口愈合不良，局部感染。只需打开切口，坚持换药，待感染好转后重新缝合。

（3）肺部感染，是我们最需要极力避免的感染。术后胸片可以清楚地看到患者术后肺部的情况，是否存在感染、肺不张、胸腔积液，一旦发现，应积极处理。而我们在手术后也都会一再强调防患于未然。即在术后第 1 天，就会要求患者下地活动，主动咳嗽排痰，这都是为了增加肺活量，使气道通畅，避免肺部感染。

3. 残余肺组织渗血、漏气。手术过程中我们切除肺组织之后，闭合支气管、血管之后，都会仔细检查残余肺组织是否出血、漏气，确认后才会关胸。但即使这样，仍有部分患者在术后引流瓶中观察到少量的漏气或者引流出的积液较多。如果不是出血、漏气特别严重，这种情况通常可以等待肺组织慢慢愈合，只需药物保守治疗，同时留置引流管多观察几天即可，无须过分担心。如每小时出血超过 100 毫升新鲜血，连续 3 小时，则需要再次开胸手术止血治疗。

另外，越是肺局部切除术，越容易出现并发症，是由于局部切除不是按解剖结构切除，切除边缘容易存在缝合不严密的情况，有些小血管可能在缝合中缩回到肺实质内，形成局部出血。出现这种情况，通常只需等待，等待残血自我吸收或自行咳出。

术后"呼吸困难"，先看"氧和"再止疼

有患者反映术后"呼吸困难"，首先我们第一时间要判断患者是否真的缺氧，术后我们给患者带的心电监护仪上都会有 SPO_2（血氧饱和度）这一项，这是一个百分数，最大值是 100%，通常健康人在平静状态测这个指标在 95% 以上，对于术后的患者，只要在平静状态时这个数值能基本稳定在 90% 以上就是安全的，所以患者出现的"呼吸困难"到底有没有导致缺氧，看一下 SPO_2 这个数值就一目了然。如果真的缺氧了，就需要叫大夫及时处理，如果并没有缺氧，那么就不需要过于担心。下面我们再说引起"呼吸困难"的原因。

如果患者所说的"呼吸困难"是指术后不能像正常人那样呼吸，呼吸时会有胸痛、胸壁麻木等感觉，通常这样的症状是术后的正常现象。因为手术切口在胸部，引流管

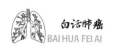
在胸腔里，会使患者在呼吸时感到疼痛、不适，这些都需要患者努力克服，并且努力主动咳嗽排痰。也就是说，"呼吸困难"的不适感觉仅仅是患者的主观难受症状，而客观上并不影响呼吸功能，并不会影响氧气的吸入。因此，只要使用了有效的镇痛药，患者疼痛缓解之后，就会觉得呼吸基本"正常"了。

如果"呼吸困难"指的是术后呼吸功能出现障碍，尤其是在排除了疼痛的影响之后，还觉得"呼吸困难"，就需要及时照胸片或者CT，明确肺部及胸腔内的情况，是否有胸腔积液、肺不张、肺部感染，等等。这里我们强调一点，这种情况通常是发生在拔除引流管之后，胸腔里有积气或积液不能排出，导致肺功能受限。而在拔除引流管以前，液体、气体都可以顺着引流管流出。所以，只要引流管在那里是通畅的，患者的呼吸功能不会出现太大问题，无须过于敏感和担心。

术后淋巴结肿大，按疑似复发转移处理

淋巴结分为浅表淋巴结和非浅表淋巴结，顾名思义，浅表淋巴结指的是当其肿大时，可以在体表触及到的淋巴结，包括颈部、锁骨上、颌下、腋下、腹股沟，等等。其

余在组织深部无法触及的淋巴结则为非浅表淋巴结，包括肺门、纵隔、对侧肺门及纵隔。

在术后不久出现浅表淋巴结肿大，应当除外感染因素，辅助检查可以发现血常规中白细胞增高，也许体温会升高，此时应用抗生素治疗有效。我要强调一点，只要术后发现淋巴结肿大，就应考虑肿瘤复发转移，那么就需要及时重新筛查全身，明确肿瘤当时的分期，制定最有利于患者的治疗方案。此时，肿瘤标志物，如 CA 系列，也许会有所升高。

如果此时患者经检查无其他部位转移灶，仅有术后浅表淋巴结出现肿大，医师触诊可以大致判断淋巴结的性质，如果可疑肿瘤转移，则可以在 B 超引导下浅表淋巴结穿刺活检或行浅表淋巴结切除，明确病理。如果是复查影像学检查发现了非浅表淋巴结肿大，尤其是前次手术范围内的淋巴结肿大，一般不会再次手术，此时可以在 B 超引导下利用支气管镜经支气管壁行肿大淋巴结穿刺活检，明确病理。如果病理诊断为癌症复发，则选择对应的化疗药物进行全身治疗，同时局部可以联合放疗治疗。必要时可以做基因检测，选择有可能应用的靶向治疗药物。如果深部的肿大淋巴结无法用支气管镜取得病理，那么通常我们考虑它的病理与之前手术切除肺癌肿瘤的病理相同，以此

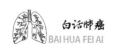
来选择初步用药方案，后续再根据疗效进行调整。

客观看待治疗的不良反应

在肺癌的诊疗过程中，我们首先要有一个明确的认识：看病的过程、做检查和治疗，都不会是舒舒服服的。就算是小到抽血，也得疼一下，就算是躺在那做磁共振检查，有的患者也会觉得很吵很难受。更别说做胃镜、支气管镜检查、穿刺活检这些比较痛苦的项目，更别说做手术、打化疗、做放疗这些治疗了，那肯定会有一些难受症状和不良反应。但作为医生，我们还是希望广大患者可以树立信心，为了治病，为了延长生存时间，尽量克服困难，用"难受"换"长寿"。

另外，在实际操作过程中，这些不适反应都有一个逐渐产生、加重的过程，在这个过程中我们会监测、调整，尽量使病人可以耐受。对于实在不能耐受的患者（这类患者的比例还是相对很低的，也就是说，临床中所见，绝大多数患者都是可以耐受各种治疗方式），我们也会积极改善治疗方案。下面，对于治疗方法的不适反应，我只做简要介绍：

1. 手术：这个是大家最易于理解的，做手术肯定是个受罪的事，但我们为了治病，要积极乐观地对待手术。

2. 化疗：传统化疗主要以细胞毒机理为主，针对性杀伤增值速度快的细胞，而体内增生最活跃的细胞就是癌细胞。但同时，体内其他一些增生比较活跃的细胞也会受到影响，如消化道、骨髓，所以我们最常见的化疗不良反应就是恶心、呕吐、骨髓抑制，原因就在于此。头疼、头晕也是常见的化疗反应，可能是因消化道反应而继发引起。

3. 放疗：放疗的不良反应主要是对周围正常组织的"误伤"，主要是放射性肺炎、食管炎，以及射线进入体内时对表皮造成的损伤，也就是放射性皮炎。如果是头部放疗可能会引起脱发以及脑组织的放射性反应，如脑水肿、颅内高压等，通常只需对症处理即可。较为严重的放射性肺炎可能会大幅影响患者的肺功能，严重的脑水肿、颅内高压还会有脑疝的风险，需要积极治疗。

不同的治疗方式带给患者的不良反应程度轻重，是否耐受，因人而异，需要临床具体处理。

癌症复发 = 第二次原发？

很多人经过各种治疗后，仍会担心复发。那肺癌到底会不会复发呢？复发概率有多高呢？在此我不得不很遗憾

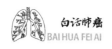

地告诉大家：任何癌症在治疗后都有可能复发，但越早期治疗的患者以后复发的概率越低。

对于个体患者来说，我们在治疗后没有办法马上知道他以后会不会复发。肺癌复发与肺癌原发时一样，早期瘤体较小时，也不会有明显的症状，诊断主要依靠患者定期规律复查。复查主要包括影像学检查和血液肿瘤标记物检查，如果多项肿瘤标记物大幅升高，则高度提示复发或者是新发肿瘤。如果是没有规律复查的患者，等到出现了症状，这种情况就与最初发现、诊断肺癌时的情况类似了。

如果 5 年内都没有任何复发转移病灶，那么就可以认为此患者这次的癌症被根治了，基本不会再复发了。但一定要注意，这不代表他以后就不会再得癌了，前面我们讲过癌症的发病机制，简单地说就是他上次得癌是因为某个细胞基因突变之后成了癌细胞，虽然这次治好了，但下次他还有可能某个细胞又突变成癌细胞，他就又得癌症了，这种情况严格来说不能算是"复发"，而是称作"第二次原发"或者"新发"。

至于治疗后的复查间隔，这要分两种情况来说，一种是接受了肺癌根治术的患者，另一种是未接受根治术，只接受姑息性治疗的患者。

1. 肺癌根治术后的患者，术后建议行 4 ～ 6 周期的辅助化疗，这样是存在一定机会根治肺癌的。治疗后的第 1 年通常是 3 个月复查 1 次，往后可以间隔半年复查 1 次。

2. 姑息性治疗的患者。对于此类患者，手术活检、化疗、放疗、靶向药治疗，等等，这些治疗通常会是一个整体的计划，实施起来也会是一个持续的过程，要根据治疗的方案，随时监测疗效，调整方案。所以对于这类患者来说，是不存在"治疗后"这个概念的，希望广大读者明确认识，这类患者如果想要获得尽可能长的生存，尽可能的积极治疗，那么就很可能是一个持续性的终身治疗。

原位复发二次手术，难做！

肺癌术后如果复发，是否能手术，或者说，如何治疗，实际上这时候在选择治疗方案时的大原则与新发肺癌的处理原则是类似的。如前面诊断部分所说，先要明确诊断，包括病变性质诊断、分期诊断，之后再确定治疗方案，是否有机会手术。如果病变是较为局限的，没有远处转移，患者一般情况可以耐受手术，那么就仍然可以接受根治术治疗；如果已经发生远处转移，或者患者一般情况无法耐受手术了，那就只能姑息性辅助治疗。所以，总体来说，前一次手术对后面的复发或新发肿瘤的诊疗，没有

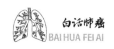

太大的影响，除此一点：如果肿瘤复发的部位在原来的手术范围之内，比如说上次是左侧肺癌做了手术，这次复发又是在左肺，那么由于术后的解剖结构都已经发生了变化，且局部粘连严重，对于二次手术大大增加了难度和风险。这时，是否决定二次手术治疗，需要谨慎权衡。

治疗重要，患者遵嘱配合同样重要

　　对于准备接受手术的患者，术前主要是管理呼吸道，同时也要自己注意遵医嘱调整好自身的基础疾病，如糖尿病、高血压等。术后则是要及时地下地活动，积极主动地咳嗽排痰。对于化疗和放疗的患者，则要在化疗中间的休息期注意监测血常规。在治疗期间或治疗后，则要遵医嘱按时定期复查，做到第一时间发现问题，以免为时已晚。

　　还有一点是需要所有患者都要注意的，保证营养。无论是手术、还是化疗、放疗，都需要良好的营养支持，因为良好的营养就意味着抵抗身体不适的储备能量，意味着与感染进行对抗的自身免疫力，就意味着术后的愈合修复能力。所以患者一定要注意营养的摄入，尤其是进食不方便或食欲下降时，更要克服困难，想尽办法摄入充足的营养，支持更积极的治疗。

最后再说一点，其实以上说的这些，在治疗过程中，医生们都会苦口婆心地反复嘱咐患者及家属，所以读者们其实需要记住的最重要的一点就是，多与医生沟通，遵医嘱。

生活调养，满怀希望

权衡生命意义，决定治疗后是否工作

我们经常听到"带瘤生存"的事例，偶尔也会听说"带癌工作"的事例。有些读者就会关心，是不是肺癌患者经过治疗后也能像他们一样，正常生活和工作呢？其实，这个问题比较复杂。

读者所谓的"治疗"，是如何治疗的呢？如果患者诊断时处于早期，顺利接受了手术治疗，术后恢复好，规律复查未见明显异常，那么患者在不过度劳累的前提下，可以适当继续工作。因为适当工作可以有助于患者放松心态，充实生活，更多地体现自身价值，这对预后是有积极作用的。如果患者诊断时已经处于晚期，无法手术治疗，只能采用姑息性辅助治疗，这种情况下，患者一方面要承

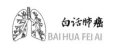
受癌症本身的症状带来的痛苦，同时还要承受治疗可能带来的或轻或重的持续的毒副作用，这样的患者通常要经常反复的住院，体质会比较虚弱，主要精力基本都要放在调理身体、继续接受治疗方面，恐怕难以负担正常的工作。

这里提醒大家，肺癌患者完成手术或者放、化疗，走出医院，绝对不是治疗的结束，而是继续治疗的开始。目前这种继续治疗的理念，还没有引起人们的足够重视。很多肺癌患者，尤其是初步治疗效果很好，肿瘤暂时"清除"了的患者容易认为：没事了，瘤子没了，不需要治了。甚至连定期复查有时都不能严格守时。这种不科学的观念，极有可能使患者前面的治疗成果前功尽弃。

其次，大家说的"工作"，又是何种工作呢？如果是普通百姓的普通工作，那当然要以病情为首要考虑，治病养身体为主，工作能免则免，把更多的自由时间留给家人、留给自己为好。但如果是一些重要的工作，身居要职、肩负重任，那么就需要患者自己权衡具体情况了。如果确实需要坚守工作岗位、泽被苍生、惠及后世，那么在坚持工作的同时，就需要更加积极地治疗和护理，尽可能地改善患者的预后。

这里还是要提醒肺癌患者，虽然工作体现了您个人价值，但也应该了解，这个地球上缺少了任何人，地球都照样转动。某项工作缺少了任何人，工作都会继续。而人的身体健康对于个人来说至关重要，生命只有一次，没有了生命，任何东西都会化为乌有。我们虽然经常弘扬带病坚持工作的风尚，但对于恶性肿瘤患者带病辛苦工作，坚决不提倡，我们建议患者在治疗肺癌的过程中，还是应该全力以赴地配合治疗，以期获得最好的治疗效果。

总之，到底能不能工作，能做什么样子的工作，这个问题的答案不是绝对的，宗旨就是因人而异、个人权衡，对于自己生命的倒计时，无悔则已。

简单小活动有利于术后功能恢复

无论是微创胸腔镜手术还是开胸手术，术后都不能长时间卧床，都需要适当的康复运动。

从前，术后前 3 天常规卧床，于是发生下肢深静脉血栓形成、脱落造成肺动脉栓塞的病例相当多，有些患者为此付出了生命的代价。后来，随着诊疗理念的不断完善，我们要求患者从术后第 1 天开始，无论多大年纪，都要在家属的协助下，下地活动，这一项改善措施大大减少了由于卧床不活动引起的下肢深静脉血栓形成的发生率。对于存在肢体问题，确实不能下地活动的患者，我们常规注射

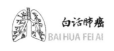
肝素制剂，或应用下肢间断挤压气囊，预防下肢深静脉血栓形成。

无论切口大小，患者术后都会出现胸部疼痛，很多患者因为怕痛，患侧不敢活动，长此以往，造成患侧肌肉萎缩，患侧胸廓塌陷，严重的还会影响呼吸功能。所以，我们建议患者术后早期即开始活动患侧上肢。患者可以面对墙壁，用患侧的中指和食指沿墙壁交替逐渐上爬，直至上肢上举。进一步，还可以用患侧上肢做"划大圈"，似擦玻璃状，女性患者也可以用患侧上肢梳头，促进患侧上肢、胸部肌肉的恢复。另外，家属还需要随时注意观察患者的坐姿和走路姿态，如果发现斜肩、上身侧弯等不平衡姿势，要及时纠正，避免脊椎侧弯的发生。

肺癌患者术后呼吸功能明显下降，加上术后刀口、引流管刺激疼痛，患者往往不敢咳嗽或无效咳嗽，痰液堵塞在气道内容易导致肺不张和坠积性肺炎，从而进一步影响肺功能。这种术后在病房里的肺部感染，尤其是对于老年人，属于危重症，有致命可能，需要患者及家属务必重视。临床中，我们建议患者术后第 1 天就开始主动咳嗽排痰，同时还可以吹气球进行功能锻炼。一般每天吹 5 次或 6 次，不要过于勉强，患者要根据自己的身体状况量力而行。吹气球的目的不是把气球吹起来，而是在吹气球之前深吸一口气，憋住，吹气过程中也要憋气，这样，使气道内压力持续升高，促进肺部膨胀。有条件的地方，可以应用呼吸功能锻炼器，可能更为有效。

运动分级，改善肺功能

肺癌患者的年龄段主要以中老年为主，青年人相对较少，所以对于肺癌患者的运动选择，年龄因素就已经排除了绝大多数的剧烈运动项目。而实际上对于肺癌这个疾病本身，并没有特别有针对性的禁忌运动。只是由于疾病本身的消耗，各种治疗所带来的不良反应的消耗，患者的体质较弱，通常不建议进行剧烈活动。适合老年人的运动应柔和一些，比如散步、骑行、爬山、游泳、打太极，等等，肺癌患者都可以适当开展。适度的运动，有助于保持、改善肺功能，也有助于增强体质，更好地与病魔抗争。

另外，对于肺癌术后的患者，即使是年纪较轻的，也不建议进行重体力活动。除了前面提到的"患者体质较为虚弱，需要以养为主，以适当轻柔锻炼为辅"之外，针对术后患者，还有以下理由：患者手术的切口在胸部，切口局部的神经、血管、肌肉、肋骨会有或多或少的损伤，术后切口虽然可以愈合，但这些损伤了的神经、血管、肌肉

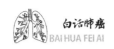
是不会完全修复的，所以患者术后通常会出现切口局部的不适感，比如隐痛、麻木、紧绷感等症状，可能还会连带出现上肢的活动受限、肌力下降，这些都导致患者不适合进行重体力活动。

对于青壮年患者还需要继续参加工作劳动的，这里我们参考我国劳动强度分级标准（如表2）。这是明确的法律文件，其劳动强度是按照平均劳动时间率、能量代谢率和劳动强度指数综合计算的。我们认为，Ⅲ级及以上的劳动显然是不适合肺癌患者的。对于较轻度的工作劳动，也不能负荷过重，不能熬夜，需注意劳逸结合。

表2　劳动强度分级标准

体力劳动强度分级	职业描述
Ⅰ（轻劳动）	坐姿：手工作业或腿的轻度活动（正常情况下，如打字、缝纫、脚踏开关等）；立姿：操作仪器，控制、查看设备，上臂用力为主的装配工作
Ⅱ（中等劳动）	手和臂持续动作（如锯木头等）；臂和腿的工作（如卡车、拖拉机或建筑设备等运输操作）；臂和躯干的工作（如锻造、风动工具操作、粉刷、间断搬运中等重物、除草、锄田、摘水果和蔬菜等）

续表

体力劳动强度分级	职业描述
Ⅲ（重劳动）	臂和躯干负荷工作（如搬重物、铲、锤锻、锯刨或凿硬木、割草、挖掘等）
Ⅳ（极重劳动）	大强度的挖掘、搬运

运动也要挑环境，以免适得其反

对于运动环境的选择依据，主要是尽量使患者避免出现呼吸系统的炎症，这主要包括环境温度和空气质量。

1.适宜的温度。不要着凉感冒，也不要太热了出很多汗之后继发着凉感冒。

2.良好的空气质量。如果空气质量较差，会引起呼吸道的炎症反应，增加细菌感染的概率，从而为肺癌的治疗制造障碍和难度。

从前，人们习惯的锻炼时间是早晨、黄昏，认为这时空气最新鲜。但近年来，由于城市工业化导致的空气污染的加重，通常空气污染每天有两个高峰期，一个为日出前，一个为傍晚。特别是冬季，早晨和傍晚在冷高压的影响下往往会有气温逆增现象，即上层气温高，而地表气温低，大气对流近乎停止。因此地面上的有害污染物不能向

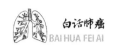
大气上层扩散，停留在下层呼吸带。在工业集中或高楼林立的居民区及汽车飞驰而过的道路两旁，这种现象尤为典型。这时，有害气体要高出正常情况下的 2～3 倍。

何时空气相对好一点呢？实验研究证明，每天上午10 点与下午 3 点左右为两个相对最佳期。故提醒大家，一定要珍惜这一段大好时光，坚持适当锻炼。另外还要注意选择地点，尽量避开在工业集中或高楼林立的居民区，选择空气质量好的地方、绿化率高的区域，比如公园、森林等，做适合的有氧运动。

卧床静养，多数患者不需要

在很多人的观念中，生了重病就要静养了。那么，肺癌患者需不需要静养呢？这里我们先要明确"静养"的含义，如果是指与"工作"相对的"在家休息"，那么这个问题已经在前文中反复提及，要具体情况具体分析，有些患者治疗后情况良好的，是可以适当进行日常工作的。

如果"静养"是指"卧床"，那么对于大多数患者来说都是不需要的，或者说，是不允许的。我们建议患者在身体条件允许的情况下，每天都要有适当的运动，如前文所说，适合老年人的比较温和的运动都可以适当开展。以往没有运动习惯的患者可以从很小的运动量开始，比如爬楼 1 ～ 2 层，每天 1 ～ 2 次，适当快步走 1 ～ 2 公里。慢慢适应之后，可以逐步增加运动量，例如爬楼 5 ～ 6 层，每日 1 ～ 2 次，快步走 3 ～ 5 公里，等等。游泳也是非常好的选择，但是需要术后伤口愈合良好后开始。另外，还可以到郊区或者空气好的地方进行慢跑、快步走等等。这样适当的运动可以增加肺活量、促进咳嗽排痰、保持气道通畅，避免肺部感染。

另外，恶性肿瘤患者往往血液都处于高凝状态，每天下地活动对于预防下肢深静脉血栓的形成也有着重要意义。对于少数病情已经很重的晚期患者，如果确实没有办法下地活动，那么在护理方面，我们就需要用被动的方式去帮助患者咳嗽排痰、活动下肢，比如翻身拍背、负压吸痰、按摩下肢等等。

避免缺氧，让体质更强

肺癌患者的日常生活调养中，肺功能的保护是重要一环。患者的肺部已经出现癌症，本身就容易对肺脏的呼吸功能产生直接或潜在的损害。为了能有尽量充足的储备应对后续的治疗，为了能尽量维护好的生活质量，患者和

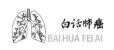
家属都要注意避免肺部缺氧、损伤，注意适当地锻炼肺功能。具体有以下几方面：

1．戒烟。吸烟会损伤小气道和肺间质中的小血管，加重慢性支气管炎、间质性肺炎，损害肺功能。

2．避免肺部感染。肿瘤患者自身体质较弱，免疫力较弱，一旦着凉感冒，很容易继发肺部感染，一旦感染，就可能进展迅猛，同时由于肿瘤病灶可能对气道有一定压迫，使得患者排痰不畅，对感染的治疗起到阻碍作用，增加了治疗的难度，而在病情进一步恶化之后，则可以导致肺功能严重下降，甚至出现呼吸衰竭。

3．适当运动。适合老年人开展的较为轻柔的运动项目，肺癌患者都可以适当开展，对于保持、改善肺功能和增强体质都很有好处，为今后可能需要应对的各种治疗做好储备。

4．避免长时间处于室内密闭环境。有条件的可以每隔1～2个小时到室外休息5～10分钟，尤其是在有绿树、绿地的地方走一走，可明显补充氧气。如不能频繁外出，至少也要注意改善通风。每天多找机会打开门窗换气，尤其是阳光明媚、空气质量好的时间。

5．室内种植绿色植物。可在房间种植万年青、富贵竹、常春藤等绿色植物，改善环境缺氧，卧室除外。

6. 养成深呼吸的习惯。每日有意识地多做深呼吸，以补充氧气。每次做 6 遍，深深吸气，缓缓吐气。

7. 肥胖及心血管疾病也是导致缺氧的原因，注意养护心脏，控制体重。

有患者为了维持血氧含量，询问家里是否需要配备一个氧气瓶。我想说，对于绝大多数患者来说，并不需要家里准备氧气瓶。只有那些肺癌晚期，病情比较危重的患者，呼吸功能已经接近衰竭，随时可能需要吸氧，这时可以在家准备一些氧气，以防万一。而如果是已经离不开氧气治疗，需要持续吸氧的患者，则还是建议到医院就诊，规范治疗，以期能够最大限度地改善患者肺功能，恢复自主正常呼吸。

已经肺癌了，必须戒烟、限酒

肺癌患者必须戒烟，这里再次强调：吸烟会大大增加肺癌发生概率，这一点毋庸置疑。90% 的肺癌患者都是吸烟者，男性吸烟患肺癌的概率是不吸烟者的 23 倍，女性是 13 倍。由吸烟而引发的肺癌也是长期以来医学界关注的重点。

至于喝酒，与肺癌的关系并不是十分明确，目前尚

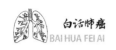

且没有直接证据表明酒精摄入与肺癌的发病、进展、复发有直接关系。我们从广义上讲，大量饮酒伤肝、伤胃、伤胰腺，等等，对身体健康是百害无一利，应该节制。如果是少量的喝酒呢？虽然我们常说，合理的少量喝酒对于身体是有好处的，能帮助人强身健体，但对于肺癌患者，我们还是建议最好不要喝酒。因为酒精会引起体内腺体和神经兴奋，使人体的血液循环速度提高、新陈代谢加快，加速细胞生长、迁移，这时，可能也会刺激癌细胞的生长、迁移。这里特别注明，药酒通常都是用白酒炮制，也含酒精，也是酒，同样具有潜在的刺激癌细胞的作用，同样最好不喝。

总之，原则上肺癌患者应该禁烟，最好不喝酒，这样会有利于患者的健康，有利于患者接受进一步的治疗，也有利于患者的预后。

但是现实生活中不乏很多这样的患者：习惯于面对压力时，使用吸烟、喝酒的方式来帮助自己缓解压力，调节状态。更有甚者，对烟酒的依赖比较严重，如果强行戒除，过于痛苦。对于这类情况，我们需要具体分析：对于肺癌早期患者，很有希望能够获得长生存、好预后，那么我们还是应该尽量帮助他戒除不良习惯，若困难较大，可以循序渐进，逐步完成。对于晚期患者，只能姑息性治疗，疗效有限，生命已经进入倒计时，那么患者一辈子吸烟、喝酒的习惯，就没有必要强行终止了，让其享受他所习惯的生活方式，可能更加人性化。

衡量营养状况——测体重

对于癌症患者，饮食上最需要注意的是保证营养，这里的营养一方面是指各类营养元素摄入要均衡，比如蔬菜、水果、肉、蛋、豆、粮食，等等，每天能适量吃一些，这就是普遍意义上的一个健康的饮食习惯。在此基础之上，针对肿瘤患者，需要更加注意的就是增加优质动物蛋白（主要指鸡蛋、鱼、虾、鸡肉等，这类脂肪含量少的肉蛋类食物）的摄入，这也是最核心的营养，目的是保证免疫力和各个器官的正常功能，有助于抗感染、抗肿瘤，有助于患者承受肿瘤的消耗以及更好地耐受各种治疗过程中对身体造成的消耗。

衡量患者营养状况的最简单、直接的方法就是测量体重，我们临床上通常会反复叮嘱癌症患者注意饮食，争取能让体重增加几斤，这对后续的治疗是非常重要的，如果一直被肿瘤消耗，营养不能保证，越来越瘦，那么后续的治疗会逐渐显得捉襟见肘、投鼠忌器、无计可施。

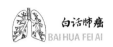

防感冒，贯穿治疗始终

1. 肺癌术前患者不能感冒。着凉感冒容易继发呼吸道细菌感染，增加气道反应性，影响肺功能，这时会大大增加术中麻醉气管插管的风险，属于麻醉相对禁忌。临床中如果发生此类情况，往往需要待感冒、炎症好转后再行手术，若因此延误了手术时机，后悔莫及。

2. 肺癌术后患者不能感冒。术后患者体质非常虚弱，肺功能较弱，术后恢复非常重要的一环就是鼓励患者咳嗽排痰，避免肺部感染。如果这时患者反而着凉感冒，实属雪上加霜，一旦继发肺部感染，尤其对于老年患者，免疫力更弱、肺功能储备更少，将会导致呼吸衰竭，甚至致命。

3. 肺癌化疗患者不能感冒。化疗最常见的副作用就是骨髓抑制，也就是白细胞减低，免疫力减低，这时如果患者着凉感冒，将可能出现极其严重的感染。形象地说，出现细菌感染时，我们自身的免疫系统是军队，而各种抗感染药物是军队的武器，所以我们平时治疗感染用的药物都是在我们自身的免疫能力基础上发挥作用的。如果我们自身的免疫系统处在减低状态，白细胞缺少，那么这时候使用药物的效果就会大打折扣，严重时将出现生命危险。

4.肺癌放疗患者不能感冒。肺部放疗可能的不良反应包括放射性肺炎，严重者会明显影响肺功能，如果此时患者再合并着凉感冒，继发了细菌性肺炎，那么可想而知，对于肺功能的打击会相当严重，此时为了避免出现呼吸衰竭，必须马上抗炎治疗。

除以上几种具体情况外，泛泛地说，对于肺癌患者，本身肿瘤就在呼吸道，如果再不小心着凉感冒，实在是一个雪上加霜的事，一方面加重病情；另一方面影响治疗，所以请读者一定注意，肺癌患者切忌着凉感冒。

排便畅通，养病更轻松

便秘是肺癌患者常见的消化道反应，严重时需要使用开塞露或更大剂量的甘油灌肠剂。我们医生之所以会担心患者便秘，是因为便秘不利于食物残渣排出，肠道中的宿便会产生大量的有毒、有害物质，从而加重肺癌患者的病情。此外，便秘也会影响食物正常通过肠道，导致进食量受限、消化吸收受影响，加重营养不良。

说了便秘的危害，我再说一说肺癌患者之所以容易便秘的原因：

1.药物的不良反应。肺癌患者化疗期间，为了缓解

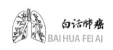
药物副作用引起的恶心、呕吐，通常常规使用止吐药物，止吐药物会使胃肠道蠕动减慢，继而引发便秘。另外，某些化疗药物，如长春新碱，由于其神经系统的毒性也可引起便秘。

2. 饮食因素。肺癌患者为了加强营养，会进食大量低纤维高蛋白的食品，由于所进食物过于精细，摄入水分过少，不能刺激肠蠕动，加之粪便不能被充分软化以至便秘。

3. 缺乏锻炼。肺癌患者由于疾病消耗，或者治疗过程的消耗，容易感到疲乏无力，不愿适当锻炼，这会导致肠蠕动减弱，发生便秘。

4. 进食量少。肺癌患者因疾病或治疗副作用容易发生食欲减低，进食量少，食物残渣相对减少，这也会导致排便减少，但严格意义上说，此种情况并不属于便秘，只要患者克服食欲不振，尽量摄取足够的食物，自然能够正常排便。

5. 精神因素的影响。肺癌患者常常出现焦虑、紧张情绪，心理障碍尤其是焦虑可增加盆底肌群的紧张度，从而引起排便时肛门－直肠矛盾运动，导致便秘。

6. 忽视排便信号。患者由于治疗或环境因素，当出现便意时，有时进行主观克制或忍耐而不立即排便。这样，久而久之会使排便反射逐渐消失，继而导致便秘。

结合以上我们总结的常见便秘病因，患者可以按自身情况，做出相应的改善，即可缓解便秘。

泰然自若好心态，百利无一害

多年以来，国内外很多研究都表明一些负面的性格特点，如过分谨慎、细心、忍让、追求完美、情绪不稳而又不善于疏泄负性情绪等，以及生活中我们遇到的一些负面的突发事件，如丧偶、近亲死亡、离婚等，这些精神心理因素会对交感神经产生强烈刺激，引起机体所有功能失调、紊乱，内脏功能受损，免疫功能迅速降低甚至被破坏。其中，对免疫系统的影响，被认为与肺癌的发病存在直接相关性。因此，我们反过来说，正面的性格和正面的应对突发事件的心态，对整个人的生理状态、各项生理机能都是有好处的，进而可以在一定程度上抑制肺癌的进展。

关于如何建立一个好的心理状态，我们重点建议如下：

1. 树立信心，泰然处之。现代医学的进展表明，很多肺癌并非不治之症。经过规范治疗，有的患者可能一辈子都与肿瘤共同生活，也可相安无事，只要早期发现，积极配合治疗，还是可以如健康人一样享受生命。因此在正确

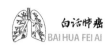

认识肺癌的发生与治疗后，肺癌患者及家属要树立积极、必胜的信念，为患者营造一个轻松、快乐的生活环境。平时，患者还应努力在生活中择其乐而从之，迁其忧而弃之。不要因患上肺癌带来的诸多变化而怨天尤人、厌世悲观，而应该努力培养"恬淡虚无"的生活态度，避免过度的情绪变化和精神刺激，做到开朗乐观、宽宏大度，遇事"泰然处之"，使自己有良好的"应付能力"。

2. 不急不躁，制定"作战"计划。对待肺癌，患者需要平和的心态，医生也应该努力为患者制定全程治疗方案，并将治疗过程中可能出现的各种情况事先告诉患者，使患者有充足的认识和思想准备。战胜病魔需要的是时间、智慧及信念，还有各方的通力合作。肺癌患者其实是整个治疗过程中的主导者。患者不要因为某些症状始终得不到缓解而丧失信心，而应在医生的帮助下，统观全局，明白长期抗癌过程中可能出现的关卡、变化、反复，积极面对。

我们有一些长期存活的肺癌患者，他们能够相信专业医生了解肺癌的全貌，了解当今世界上治疗肺癌发展趋势，了解患者的病情以及各种生理需求和心理需求，所以，他们严格遵循医嘱，配合治疗。虽然，在治疗中出现过各种困难、反复、痛苦，但他们始终坚持治疗，最终获得长期生存。患者们自己总结自己与肺癌斗争的经历，就是"用难受换长寿"。

3. 充实生活，转移注意力。肺癌患者一旦诊断肺癌，应高度重视，全力以赴积极治疗，这时我们说，即使把治疗肺癌当成生活中的头等大事也不为过。这句话说得不错，但目的是为了让患者引起足够的重视，积极配合治疗。而对于有些对病情过于焦虑、心理压力过大的患者，我们则要强调，不要把治疗肺癌当成生命中的全部。在遵守医嘱，积极配合治疗的基础上，适当转移注意力，比如可以培养自己的兴趣爱好，全情投入，集中精神暂时忘掉肺癌，并从中获得纯粹的乐趣。对于仍有机会工作的患者，可以适当恢复工作，从工作中获得乐趣和自身价值的体现，这些都是调节心理状态的重要手段。

严加防范，将患癌风险降到最低

自测一下，你是不是肺癌高危人群

对于肺癌的疾病预防，我们还不能做到像注射乙肝疫苗那样较为彻底地预防。我们能做的只是尽量在生活中减少能够导致肺癌发病风险升高的危险因素，从而在一定程度上降低肺癌的发病风险。对于发病风险较高的人群，我们应该尽可能规范地进行肺癌筛查，做到早期发现，早期治疗。

为了提高肺癌防范意识，下面列举一些肺癌的危险因素：

1. 年龄大于 50 岁。

2. 吸烟或被动吸烟。

3. 空气污染（室外工业有害气体、PM2.5、汽车尾气、室内装修材料污染等）。

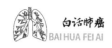
4．职业因素接触致癌物质（石棉、氯甲醚、砷、焦炉逸散物、铬酸盐、放射性矿石等）。

5．具有肺癌或其他癌症家族史。

6．长期缺乏新鲜蔬菜、水果的摄入。

7．反复慢性肺部良性病变等。

具有或接触以上一种或几种危险因素的人群均可视为肺癌的高危人群。

40 岁以上，您该规律筛查了

目前对于肺癌的早期筛查，公认的方法还是从 40～45 岁开始，每年做 1 次胸部 CT（低剂量）检查，这有助于早期发现、早期治疗肺癌，从而可以降低人群中肺癌的死亡率，对于具有前文所述多种危险因素的极高危人群，可以缩短筛查间隔，如半年 1 次。

血液肿瘤标记物检测也能起到一定提示作用，但其敏感性偏低，往往在早期还不会出现阳性结果，对于早期筛查作用有限。

对于经济条件好的患者，用 PET-CT 筛查也未尝不可，其他的检查项目对于肺癌的筛查效果就没有太大意义了。

孩子发病率虽低，也大意不得

有人说"树立健康意识从娃娃抓起"，这个观点我觉得没有错。但预防肺癌是否需要从娃娃开始呢？我们先来看一个数据：

前文中对于肺癌发病的年龄分布已有详细介绍，在 0 ～ 15 岁年龄段，每组的肺癌发病率均低于 0.1/10 万，相当于总体肺癌发病率的 1/500，相当于 55 岁以上高危人群的 1/3000。

从数据上可见，不能说小孩绝对不会得肺癌，但发病率确实是极其微小的。我们建议家长：避免孩子接触二手烟和空气污染物，进一步降低小孩患肺癌的风险。

积极治疗原发病，减少癌变概率

积极治疗肺部原发的良性病变可以降低肺癌的发病率。肺部良性病变，主要指炎症性质的疾病，会使得病灶处的细胞长期处于旺盛的新陈代谢状态，分裂、增殖的次数大幅提高，增加了基因复制过程中出现突变的概率，从而增加了出现癌细胞的概率。

除此之外，还有一些肺部良性肿瘤，如畸胎瘤、错构

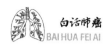

瘤、不典型增生，等等，这类疾病如果不行手术切除，是无法用药物治愈的。如果不积极手术，长时间留置病灶，病灶细胞的癌变风险是要远远高于正常肺组织细胞的。

因此，无论肺部存在何种原发疾病，都应该积极治疗，以免增加癌变风险。

作者简介

任华，中国武警总医院胸外科主任，主任医师，教授，博士生导师，国内著名胸外科专家。1982年到北京协和医院实习并留用北京协和医院外科，1998年获得北京协和医科大学、北京协和医院胸心外科主任医师、教授资格，2000年被任命为北京协和医科大学研究生院、北京协和医院胸心外科博士生导师。2010年末来到武警总医院胸外科。现任北京胸外科学会常委，北京胸外科医师学会常务理事，武警胸心外科学会主任委员等职。共发表论文132篇，主编或参编书籍26部，曾获得国家科技进步二等奖，北京科技二等奖和教育部科学奖。其从事外科工作近40年，有丰富的胸外科领域临床经验，很多复杂高难度手术属于国内领先水平。

肖博，中国武警总医院胸外科主治医师。北京协和医学院（清华大学医学部）临床医学八年制博士毕业，毕业后追随任华主任学习、工作至今。

总　策　划：王黛君

责 任 编 辑：张凤娇

装帧 / 绘图：刘　娇